应对卵巢癌

专家谈

（第2版）

主　编　吴令英

中国协和医科大学出版社

北　京

图书在版编目（CIP）数据

应对卵巢癌专家谈 / 吴令英主编. -- 2版. -- 北京：中国协和医科大学出版社, 2024.6

（国家癌症中心肿瘤专家答疑丛书）

ISBN 978-7-5679-2413-0

Ⅰ.①应… Ⅱ.①吴… Ⅲ.①卵巢癌－诊疗 Ⅳ.①R737.31

中国国家版本馆CIP数据核字（2024）第092512号

主　　编　吴令英
责任编辑　沈冰冰
封面设计　邱晓俐
责任校对　张　麓
责任印制　黄艳霞
出版发行　**中国协和医科大学出版社**
　　　　　（北京市东城区东单三条9号　邮编100730　电话010-65260431）
网　　址　www.pumcp.com
印　　刷　北京天恒嘉业印刷有限公司
开　　本　710mm×1000mm　　1/16
印　　张　15.25
字　　数　183千字
版　　次　2024年6月第2版
印　　次　2024年6月第1次印刷
定　　价　69.00元

癌症是严重威胁人类健康的疾病。预防癌症、战胜癌症是医疗卫生机构和专家学者的使命与责任，也是广大人民群众特别是癌症患者和家属的希望与期盼。

2013年，为了科普宣传癌症防治知识，提高社会公众癌症防治意识，更主要的是帮助癌症患者和家属答疑解惑，我们编写了"国家癌症中心肿瘤专家答疑丛书"（以下简称"丛书"）。希望这套书能在预防、治疗、护理和康复上给予患者专业性的指导，以此帮助患者及其家属以科学的态度勇敢地面对疾病，与医务工作者共同努力战胜疾病。

丛书出版之后，受到了广大读者的欢迎。10多年来，癌症防治工作已经取得了长足进步，尤其是在一些肿瘤的临床治疗手段以及肿瘤照护方法等方面都有了新的进展，我们也不断收到读者、患者和家属的积极反馈，希望能不断更新癌症防治知识。

为此，丛书编委会决定对丛书进行修订。对丛书中涉及的诊断、治疗、营养、用药、康复知识进行了全面的更新迭代，力争站在科学最前沿，保证肿瘤防治知识的专业性、科学性和权威性。同时在文字表述上继续采用更加通俗易懂的语言，让大众更容易读懂和接受。

癌症防治任重道远。希望丛书能够帮助患者和家属更好地应对癌症，熟悉治疗和康复的每一个环节，全方位地为患者提供一份有益的指南和支持，增加患者战胜疾病的信心，从而能够更从容地重建生活、融入社会。

我们相信，随着医学科技不断进步，治疗手段不断创新，在不久的将来，癌症防治水平将得到更大的提升，健康中国的宏伟蓝图一定能够实现。

丛书编委会

2024 年 3 月

从全球发达国家癌症的发病规律中，我们看到癌症的发病率在一定阶段随经济的快速发展而呈增长趋势。在社会、人们给予普遍重视并采取相应措施之后，发病状况将逐渐趋缓。人类在攻克癌症的科学探索中取得的每一点进步，都将对降低癌症的发病率、提高癌症的治愈率起到不可低估的作用。我国目前正处在癌症的高发阶段，我们常常听到、看到以及周围的同事、亲友都有癌症发生，癌症离我们越来越近，癌症就在我们身边。癌症究竟是怎么回事，怎样才能减少患癌症的风险，得了癌症怎么办……这些都是癌症患者、家属乃至大众问得最多的问题。为了帮助大家解除疑惑，了解更多相关知识，在癌症的治疗、康复和预防上给予专业性的指导，我们编写了这套丛书，希望能够协助患者、家属正确面对癌症，以科学的态度勇敢地与医务工作者共同战胜疾病。

"国家癌症中心肿瘤专家答疑丛书"（以下简称"丛书"）包括肺癌、胃癌、结直肠癌、肝癌、食管癌、膀胱癌、胰腺癌、淋巴瘤、肾癌、乳腺癌、宫颈癌、卵巢癌、鼻咽癌、下咽癌、喉癌、甲状腺癌、脑瘤、骨与软组织肿瘤等18种常见癌症，分为18个分册，方便读者选读。丛书以癌症的诊断、治疗、预防和康复为主线，介绍了癌症的临床表现、诊断、治疗方法、复查、预防与查体、心理调节以及认识癌症、病因的探究、如何就诊等相关内容。书后附有治疗癌症的案例供读者参考。书中内容均为当前在癌症预防、诊断、治疗、科研中的最新成果。例如，对一些癌症目前正在探索中的方法进行了客观的介绍；对于癌症的发生原因，也尽量将复杂的专业问题以简洁的语言呈现给读者。书中的观点、方法均以科学研究与临床实践为依据，严谨准确，坚决杜绝用伪科学引导、误导读者，帮助患者适时地选择治疗方法正确就医、康复。丛书中应读者需要还纳入了有关营养饮食、心理调节内容，在癌症的治疗康复中扩大了医疗之外的视野，提示患者和家属应更加关注合理的饮食和心理调节的重要性。为了更加贴近患者和家属，丛书采取了问答形式，读者找到问题便可以得到答案，方便读者使用。书后的"名家谈肿瘤"，是本书的另一特色，这些权威实用的科普内容，是专家们多年科学研究的成果和临床诊疗经验的总结，是奉献给读者的科普精粹。

丛书各册的主编都是长期工作在临床一线的医生，参加丛书撰写的作者都是活跃在本专业领域的中青年专家、业务骨干。部分资深专家也加入到编者行列，为了帮助癌症患者，普及科学知识，大家聚集在一起，在繁忙的临床科研教学工作中挤出时间撰写书稿。有的分册在编写前还向患者征集问题或将初稿送患者阅读修改。每本分册都是专家与读者的真诚对话，真心交流，字里行间流露出专家对读者的一片热忱、一份爱心。丛书的编写覆盖了肿瘤内科、外科、麻醉、诊断、放疗、病理、检验、药理、营养、护理、肿瘤病因、免疫、流行病学等肿瘤临床、肿瘤基础领域的专业知识，参编专家100余人。有些专家特为本书撰写的稿件已经可以自成一册，因为篇幅所限，只摘取了其中少部分内容。大家都有一个共同的心愿：为读者提供最好的读物。我们邀请肿瘤知名专家陆士新、孙燕、程书钧、黄国俊、屠规益、殷蔚伯、储大同、唐平章、赵平为丛书撰稿，他们都欣然同意，在百忙中很快将稿件完成。丛书是参与编辑人员集体的奉献。在书稿的编写出版过程中还有很多令人感动的故事，点点滴滴都体现了专家们从事医学科学的职业追求和职业品格，令人敬佩，值得学习。在此，对参加丛书撰写的专家、学者及所有人员表示衷心的感谢！还要特别感谢原中国科普研究所所长袁正光教授，从另一角度补上了癌症患者应如何对待死亡一页，为我们能够正视死亡、坦然面对死亡揭开了一层面纱。策划编辑张平同志，在18本丛书的组稿、修改、协调、联络全过程中发挥了中心作用，做出了重要贡献，在此对她表示感谢！

丛书作为科普读物还存在着许多不足，由于专家们希望为读者提供更多的专业知识，书中的内容、用语仍然偏专业些，为此在每册书的最后都列出了一些专业名词解释，有助于读者进一步学习相关专业知识，提高科学认知。

最后，希望丛书能够给予读者更多的帮助。患者在这里可以找到攻克癌症的同盟军，我们将共同努力，为战胜疾病、恢复健康而奋斗。作为科普读物，本书还有诸多不足，请广大读者给予指正。

丛书编委会

2013 年 10 月

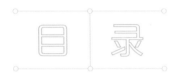

一、临床表现篇

二、诊断篇

三、治疗篇

（二）内科治疗 080

（六）营养　135

四、复查与预后篇

五、心理调节篇

六、预防篇

七、卵巢癌知识篇

八、肿瘤病因探究篇

九、名家谈肿瘤

一、临床表现篇

1. 什么是临床表现？

　　临床表现指患者得了某种疾病后身体发生的一系列异常变化，包括症状和体征。其常作为对疾病诊断的重要依据。所谓症状就是患者主观感觉的身体不适或异常表现，如头痛、乏力、吞咽困难、腹胀等；而体征则是由医生通过视诊[1]、触诊[2]、叩诊、听诊[3]查到的客观异常表现，如听诊时听到的心脏杂音、触诊时触到的肝大或脾大、盆腔肿物等。同一种疾病常有相同的临床表现，但也可能有一些不同的临床表现；而不同的疾病亦可能出现相同的临床表现。

2. 卵巢癌患者最常见的临床表现有什么？

　　卵巢癌早期症状不明显，当合并腹水或转移时常出现以下表现。

　　（1）腹胀、腹部不适或盆腔下坠：可伴食欲减退、恶心、胃部不适等胃肠道症状。有些患者感觉近期身体发胖，尤其是腹围、腰围增大明显。

　　（2）腹部摸到包块：一些患者可在下腹部摸到包块，如肿瘤生长超出盆腔或转移到腹腔，在上腹和/或下腹部可能摸到包块。

　　（3）压迫症状：肿块伴大量腹水甚至胸腔积液者，还可引起压迫症状，如横膈抬高可引起呼吸困难、平卧困难、气短、心悸；由于腹内压增加，影响下肢静脉回流，可引起腹壁及下肢水肿；肿瘤压迫膀

1　视诊：一种医学检查方法，医生运用视觉，对人体以及排出物进行有目的地观察，以了解健康或疾病状态。
2　触诊：一种医学检查方法，通过使用手指、手掌或手部其他部位轻柔地触摸和压迫患者的身体部位，以评估组织的特征、结构和功能。触诊是医生进行体格检查的重要组成部分，可以提供有关疾病、损伤或异常情况的信息。
3　听诊：一种医学检查方法，医生用耳或听诊器探听人体内自行发出的声音来判断是否正常，听诊是医生进行身体检查的重要组成部分，可以提供有关疾病、损伤或异常情况的信息。

胱、直肠，可有排尿困难或小便次数增多、肛门坠胀及大便改变等。

（4）疼痛：卵巢恶性肿瘤极少引起疼痛，但出现肿瘤破裂、出血、合并感染，或浸润、压迫邻近脏器时，可引起腹痛、腰痛等。

（5）恶病质表现：由于肿瘤生长迅速，患者营养不良及体力消耗，可能有贫血、消瘦等恶病质表现，这常是卵巢恶性肿瘤的晚期症状。

3. 卵巢癌患者最初到医院看病的常见原因有哪些？

除少数无明显症状通过健康体检发现的早期患者外，多数卵巢癌患者最初到医院就诊常是因为胃肠道不适（如腹胀、食欲减退）和消瘦。若合并腹水，腹胀将更为明显，也可出现腹痛。此外，部分患者以"晨起无意中摸到下腹部肿物"为主诉就医。而较大的盆腔肿物常出现明显的压迫症状，包括小便次数增多、下腹坠胀、大便不畅、肛门坠胀等。

4. 为什么将卵巢癌称为"沉默的杀手"？

卵巢癌被称为"沉默的杀手"。与子宫体癌和宫颈癌早期出现阴道不规则出血相比，因卵巢深藏于盆腔中，早期无明显症状，容易被忽视，70%的患者一旦发现就是中晚期。多因出现腹水表现为腹胀时才到医院就诊。卵巢癌研究机构调查了患者、家庭医生和临床专家，许多因素可导致卵巢癌延迟诊断，如患者可能忽略其症状，并且延迟就诊、误诊等。卵巢癌相关高危因素，如家族史、一些临床症状（腹胀、食欲减退等）应引起警惕，尽早检查，早期发现。

5. 出现哪些症状应联想到可能得了卵巢癌?

如果有下列症状应警惕卵巢癌的存在:①有长期不明原因的胃肠道症状,如食欲减退、胃部不适、腹胀,甚至恶心、呕吐、腹泻。②同时可能伴有胸闷、憋气等症状。如果出现腹胀,短时间内不能缓解,并且有加重的趋势,需要就诊以除外卵巢癌。妇科检查和影像学检查(如超声、CT或MRI)即可明确卵巢是否有肿块。同时抽血检查CA125、CA19-9等肿瘤标志物,有助于鉴别卵巢肿块的性质。

6. 腰腹围增大一定是肥胖导致的吗?

如果感觉短期内无明显原因腰围、腹围明显增大且无其他不适的情况下,大多数人想到的是长胖了,但实际上可能是由某些疾病引起的。例如,由腹水或盆腹腔肿物等引起,应及时去医院检查排除疾病。临床工作中也碰到过一些卵巢癌患者腹围增大误以为自己长胖了,有的甚至自行减肥;还有的是因为不愿意看妇科而延误就医。此类患者应积极妇科就诊。

7. 卵巢癌患者有月经改变或异常阴道出血吗?

大多数卵巢癌患者常无月经改变或不规则阴道出血表现。但有些卵巢肿瘤可表现为月经改变,其中以卵巢性索间质肿瘤(如颗粒细胞瘤、卵泡膜细胞瘤等)最为典型,与其分泌性激素相关。例如,青少年颗粒细胞瘤可出现性早熟(月经初潮提前、乳房增大等);卵泡膜细胞瘤可表现为月经异常或绝经后阴道出血；而卵巢支持细胞瘤中有 3/4 患者可出现去女性化或男性化现象，表现为月经稀发，继之闭经、不孕、乳房萎缩，甚至可出现男性体征，如多毛、痤疮、声音低沉、喉结增大、脱发、阴蒂肥大等。

8. 女性患者出现胃肠道不适、消化不良、饮食减少或明显消瘦，应选择哪些科室看病？

女性患者如果出现胃肠道症状，就医时不仅要看消化科，同时也应注意检查妇科，了解是否有盆腔肿物、腹水等，因为卵巢及输卵管恶性肿瘤也可以引起胃肠道症状。

9. 为什么部分卵巢癌患者常先到内科就诊？

卵巢癌发展到一定程度常会在盆腹腔内扩散，涉及的部位不同出现的症状也多种多样，如腹部不适和隐痛、腹泻、胸闷、憋气等症状，常被误认为是内科疾病。因此，患者出现长期不明原因的消化道症状，如食欲减退、慢性腹痛、腹胀等，通常会首先选择内科就诊，延误治疗。

10. 女性患者出现腹水的可能原因有哪些？

女性患者腹水的原因主要分为两大类：非癌性腹水和癌性腹水。非癌性腹水的病因主要包括肝硬化、营养不良、结核性腹膜炎、心肾功能不全等。癌性腹水的病因主要包括卵巢癌、输卵管癌、原发性腹膜癌、晚期消化道肿瘤腹盆腔广泛转移等。

11. 如果患者仅表现为癌性腹水但妇科检查或CT未发现卵巢肿物该怎么办？

女性癌性腹水常由卵巢癌、肝癌、胃癌、结直肠癌、胰腺癌、输卵管癌或原发性腹膜癌所致。如果妇科检查或CT未发现卵巢肿物，应结合临床一些检验如肿瘤标志物等，并进行相关的其他检查，如胃肠镜、腹部CT或MRI、PET/CT等，以明确是否存在其他部位的肿瘤或卵巢微小肿瘤病灶，或原发腹膜癌。必要时可行腹腔镜探查活检以明确肿瘤来源。

12. 体检发现盆腔囊实性包块下一步该怎么办？

盆腔囊实性包块既有可能是恶性肿瘤，也可能是良性病变，因此，一旦发现盆腔囊实性包块，应及时去医院就诊完善相关检查，进一步明确肿物的性质及治疗方案。

13. 颈部包块是否与卵巢癌有关？

如果自己摸到颈部有包块应该及时就诊。颈部包块有可能是淋巴结转移癌等。在临床上，颈部淋巴结转移癌的原发部位最常见于头颈部肿瘤、胃肠道肿瘤，也可见于肺癌、乳腺癌及妇科恶性肿瘤。妇科恶性肿瘤如晚期宫颈癌、晚期卵巢癌等也可出现颈部（即锁骨上区）淋巴结转移，甚至有时仅表现为颈部包块而无其他症状。

14. 腋窝、腹股沟包块与卵巢癌有什么关系？

腋窝、腹股沟包块也有可能是腋窝及腹股沟淋巴结转移癌。腋窝淋巴结转移以乳腺癌、黑色素瘤、肺癌多见。而腹股沟淋巴结转移性癌，常见于妇科外阴癌、阴道癌、宫颈癌及卵巢癌患者。也有少数卵巢癌患者仅以腋窝、腹股沟淋巴结包块为首发症状而就诊。因此，自己触摸到腋窝、腹股沟包块应警惕上述疾病，及时就医。

15. 卵巢癌合并其他器官转移会有什么临床表现？

卵巢癌肺转移的患者可出现胸闷、呼吸困难、咳嗽、咯血等症状；合并胸腔积液者常感憋气、平卧或呼吸困难等。卵巢癌肝转移的患者可出现肝区持续性疼痛；若肿瘤破裂，会出现急腹症；肿瘤压迫肝内胆管，会导致胆汁淤积引发黄疸；肝功能受到影响，导致白蛋白合成障碍，导致低蛋白血症发生，引发双下肢水肿。卵巢癌脑转移的患者会出现头晕、头痛、呕吐、视力障碍、精神异常甚至偏瘫。

二、诊断篇

16. 诊断卵巢癌有哪些方法?

如果怀疑卵巢癌应尽早就诊。医生会详细询问病史、体检和妇科检查。可疑情况包括:长期不明原因的消化道或泌尿道症状、幼女卵巢增大、绝经后触及卵巢,以及之前定期随诊的卵巢肿物迅速增大等。如遇可疑情况都应尽早就诊。诊断方法如下:①妇科检查。②血CA125、CA19-9、人附睾蛋白4(HE4)、甲胎蛋白(AFP)等肿瘤标志物测定。③影像学检查,根据情况选择超声检查、CT、MRI、PET/CT、胸部X线等。④必要时活检,包括细针穿刺、腹水细胞学检查、腹腔镜检查或开腹手术等。

17. 怎样筛查卵巢癌?

卵巢位于盆腔深部,临床症状出现较晚,早期发现病变目前仍较困难。定期体检,如盆腔检查、肿瘤标志物(如CA125、CA19-9、HE4等)检测、阴道超声检查等,有可能较早发现病变。

对于卵巢的小肿物,妇科检查很难发现。血CA125仍为最有价值的筛查[1]手段。单独CA125检测对于卵巢癌的早期检出率仍很低,且缺乏特异性,一些患者也可能出现假阳性[2]。新的肿瘤标志物——HE4,作为卵巢癌的单独监测指标,已被研究证实作为单独指标在盆腔肿物中诊断卵巢癌与CA125有相似的敏感性,但特异性更强,更能区分良

---

1 筛查:通过询问、查体、实验室检查和影像学检查等方法对表面健康者针对某种或某些疾病有目的进行的检查,是早期发现癌症和癌前病变的重要途径。

2 假阳性:一般来说,阳性是表示疾病或体内生理变化通过检测而得出的相关结果。相反,阴性则代表排除某种病变的可能性。由于环境因素、操作因素、实验方法或患者自身因素等把不具备阳性症状的人检出阳性结果即假阳性。

恶性肿物。必要时可两者联合互为补充，更有优势。

经阴道超声检查可避免肠道气体干扰，明显优于经腹部超声检查，是最常用的卵巢癌的筛查方式，常作为筛查卵巢癌的首要手段。CT及MRI、PET/CT检查可作为二线筛查手段。

18. 影像学检查对于诊断卵巢癌有什么作用？

诊断卵巢癌常用的影像学检查主要有以下几种方式：超声（US）、电子计算机体层扫描（CT）、磁共振成像（MRI）。合理应用这些检查方法对早期发现卵巢癌至关重要，同时还可以帮助临床医生明确肿瘤位置和病灶数量及扩散范围、判断预后[1]、评价疗效，并及早发现肿瘤复发等。

19. 超声检查诊断卵巢癌有哪些优缺点？

目前，超声检查作为盆腔肿瘤最常用的诊断技术，可以显示盆腔肿块的部位、大小和性质，鉴别囊性还是实性病变。肿瘤内如有明显的乳头状突起或邻近器官受累，提示可能为恶性肿瘤。超声检查可以区分腹水和巨大的卵巢囊肿，还可帮助确定卵巢癌的扩散部位，如肝转移灶、主动脉旁肿大淋巴结、大网膜转移灶等，有助于临床分期。

超声检查无创、无辐射、方便、检查费用较低，是卵巢肿瘤的首选检查方法。超声检查也有许多不足之处，如肠道气体影响卵巢的观

1　预后：预测疾病的可能病程和结局，预后与疾病的种类、患者的身体状况、有无适当的治疗措施及措施采取是否及时等有关。

察，影像显示范围较小，不易观察器官或结构的整体关系。

20. 什么是经阴道超声检查？

经阴道超声简称阴超，是使用特殊阴道探头直接放置在阴道内进行超声检查的一种方法。经阴道超声具有频率高、分辨率高的特点，直接贴着阴道后穹隆，不受肠道气体影响，观察子宫和卵巢比经腹部超声要清楚。检查前不需要喝水、憋尿，不需要空腹，但阴道出血和无性生活者不能做阴道超声检查。如果子宫较大、卵巢或肿瘤位置较高时，阴道超声往往看不清楚。

21. CT检查诊断卵巢癌的优缺点有哪些？

CT检查具有以下优点：①显示盆腔正常和异常解剖结构。②盆腔肿块的定位与定性。③了解肿瘤病变的范围。④指导制订治疗方案及评估预后。⑤术后随访[1]复查，判断有无复发。⑥有助于临床评价治疗前后的疗效，以及术前、术后残留肿瘤的变化。⑦可行CT引导下肿瘤穿刺活检[2]获取病理组织。

盆腹腔CT检查可以通过口服造影剂的方法，有助于区别肠管与盆腔脏器。CT增强检查对于卵巢肿瘤的形态评估、范围、分期及良恶性的判定具有重要价值。但CT检查较难发现微小病灶，因此，CT诊断不能代替剖腹探查。此外，CT检查有一定辐射性。

---

1 随访：医生在对患者进行诊断或治疗后，对患者疾病发展状况、治疗后恢复情况等继续进行追踪观察所做的工作。
2 活检：活体组织检查的简称，指应诊断、治疗的需要，从患者病变部位采用切取、钳取或穿刺等方法取出病变组织，进行病理学检查的技术。它是诊断病理学中最重要的部分，对绝大多数送检病例都能作出明确的组织病理学诊断。

22. MRI检查诊断卵巢癌的优缺点有哪些？

MRI检查具有以下优点：①无创伤。②无电离辐射，对人体无放射性损害。③可以任意选择扫描平面和方向。④软组织对比优于CT，可对病变准确定位。

MRI检查由于对软组织分辨率高，病变定位更加准确，有助于临床分期。MRI对卵巢正常形态及肿块的内部结构均有较特征的显现，在鉴别卵巢肿瘤是囊性、实性或囊实混合性方面较为可靠。同时，MRI检查也可以利用顺磁性物质作为对比剂进行增强检查，对卵巢肿瘤的良恶性的鉴别更有意义。

但由于MRI设备昂贵、检查费用高，对于有活动性的脏器如肠管无法进行有效成像，最好先用超声检查筛选后再确定是否需要MRI检查。MRI具有磁场，体内有金属如钢板、带金属避孕环等，无法行MRI检查。MRI检查时间较长，幽闭恐惧症者慎用。

23. PET/CT检查对于卵巢癌的诊断有什么作用？

由于卵巢癌主要通过腹膜转移，PET/CT更适合于CT、MRI检查不能识别的转移小结节，并且可以评估全身的肿瘤转移情况，尤其PET与CT的图像融合可更准确地确定病变的位置。利用PET/CT，通过标准摄取值（SUV）的测量可帮助良恶性肿瘤的鉴别，用于肿瘤诊断及治疗后的随访观察。但PET/CT价格贵，一般不作为首选，往往在怀疑肿瘤存在而其他影像学检查无法诊断的情况下使用。

24. 得了卵巢癌，为什么要做胃肠镜检查？

　　卵巢癌的最初症状很隐匿，不易被发现，通常因腹胀、腹水、进食差甚至梗阻等症状就医。而此时70% ～ 80%患者肿瘤已在盆腹腔广泛播散，成为晚期。由于这些症状有时与胃肠道肿瘤的症状类似，而且胃肠道肿瘤患者晚期也可能出现腹水及卵巢转移形成卵巢包块，而卵巢癌与胃肠道肿瘤的手术原则、化疗方案截然不同。因此，如果在症状、影像学、血液肿瘤标志物等结果无法明确的情况下，做胃肠镜排除或明确胃肠道肿瘤是一个非常有效的方式。

25. 哪些化验检查需要空腹？

　　患者到医院做血液化验前，负责抽血的护士都要询问患者"吃饭了吗？是空腹吗？"，部分医院在抽血室和检验申请单上也有提示："患者抽血前应空腹"。随着医学的发展，临床检验项目不断增加，目前我国批准的检验项目就有1000多项。各个医院根据临床诊疗的需求不同，开展的检验项目数量和内容也不同，但基本的检验项目相同，包括几大类：血常规、生化、免疫等（如血、尿、便常规检验，肝功能、肾功能、血糖、血脂、凝血相关项目，肝炎病毒等检验）。

　　这么多的检验项目哪些必须空腹抽血？

　　临床生物化学检测项目中：肝功能系列、肾功能系列、血脂系列、血糖、离子及凝血等系列项目的检测，需要空腹抽血检测。

　　临床血液、尿液的基础检验项目中，血常规、晨尿常规需要空腹抽血或留尿检测。

临床免疫检测项目中，甲状腺功能相关的检测项目需要空腹抽血。

26. 为何要空腹抽血？

（1）人在空腹时，机体处在相对的生理基础代谢[1]状态，这个时间段抽血检验其测试结果能够准确反映机体真实情况，并且可排除饮食、药物等因素对检测的影响。

（2）多数人在早晨运动较少，而经过进食、运动、工作等诸多相对运动量较多因素的影响下，可使一些化验指标发生波动，不利于测定结果的相对稳定和准确。人体生物周期的变化，某些项目指标因采血时间不同而变化较大，如皮质醇分泌高峰在早晨，下午至晚间则逐渐下降。血液基础检验中的血常规项目就是一天当中随着进食、活动等基础代谢的变化而波动，因此在同一时间测定的结果具有可比性，如果需要定期监测某个项目比较结果时，建议在相同的时间段进行检测结果的对比，另外与以往所做结果做比较时还要结合病情综合分析。

（3）若早晨验血前进食，尤其是吃了牛奶、豆浆、油炸食品、鸡蛋、糕点等食物后，食物消化后产生的大量乳糜微粒会很快地吸收进入血液，此时血液也会"浑浊"，医学上称为"脂肪血"。由于不少血液生化检查是通过标本颜色的变化来作出判断的，若血液因乳糜微粒而显得浑浊，那么检验人员和检测仪器就很难观察分辨清楚。特别是

1　基础代谢：人体维持生命的所有器官所需的最低能量需要。测定方法是在人体清醒而又极端安静的状态下，不受肌肉活动、环境温度、食物及精神紧张等影响时的代谢强度。

在使用仪器做血脂测定时,"脂肪血"将影响测定的准确性。食用高糖食物2小时内可使血糖迅速升高,不能反映真实的血糖结果。因此在前一天晚间进食后到第二天清晨,空腹时间达10小时以上,身体内各种化学物质已达到相对稳定和平衡,此时抽血可得到相对稳定和准确的结果。因此,建议做生化相关项目检验时采用空腹抽血,但在特殊情况需要时也可以在清淡饮食后6小时采血化验,但做血脂检验时必须在餐后10 ~ 12小时方可采血。为了使某些验血项目检测得更精确,患者一定要遵循医嘱。

27. 什么是肿瘤标志物?

肿瘤标志物指在恶性肿瘤发生和增殖过程中,由于肿瘤细胞的基因不同表达(高或低表达)而合成、分泌并脱落到体液或组织中的物质,或是由机体对肿瘤反应而异常产生并进入体液或组织中的物质。这些物质有的不存在于正常人体,只存在于胚胎;有的在正常人体内含量很低,当身体内发生肿瘤时其含量逐渐增加超过正常水平。总之,能够反映肿瘤存在和生长的这一类物质被称为肿瘤标志物。

28. 目前去医院抽血化验能查几种肿瘤标志物?

目前人类发现的与肿瘤相关的标志物有大约上百种,但能够常规应用到临床实验室检测的项目只有几十种,表1列举了临床常规检测的部分肿瘤标志物。

表1　临床常用肿瘤标志物及其临床意义

序号	肿瘤标志物	英文缩写	参考范围	临床意义
1	甲胎蛋白	AFP	0～7ng/ml	诊断原发性肝细胞癌和生殖细胞癌的标志物。常见AFP水平增高的疾病有肝癌、睾丸癌、卵巢癌等；转移性肿瘤也会增高；良性疾病如肝硬化、急慢性肝炎、先天胆道闭锁等也可增高
2	糖类抗原125	CA125	0～35U/ml	用于卵巢肿瘤的辅助诊断及肿瘤复发的监测。其他恶性肿瘤如乳腺癌、胰腺癌、肝癌、胃癌、肺癌等也可见增高，子宫内膜异位症、盆腔炎等也可见增高
3	糖类抗原15-3	CA15-3	0～25U/ml	乳腺癌辅助诊断及复发监测的指标。肺癌、卵巢癌患者也可见不同程度的升高
4	糖类抗原19-9	CA19-9	0～37U/ml	结肠癌、胰腺癌的辅助诊断指标，肝胆系统癌、胃癌、食管癌、乳腺癌、淋巴瘤、卵巢癌等也会出现不同程度升高。胰腺炎时也会增高
5	糖类抗原72-4	CA72-4	0～9.8U/ml	消化、生殖、呼吸系统等腺癌的主要辅助诊断指标。常用于检测胃肠道及卵巢上皮的恶性肿瘤
6	糖类抗原242	CA242	0～20U/ml	结肠癌、胰腺癌的辅助诊断指标
7	癌胚抗原	CEA	0～5ng/ml	结肠癌、胰腺癌、胃癌、肺癌、肝癌、乳腺癌可见增高，一些非肿瘤疾病也可增高
8	细胞角质素片段19（Cyfra21-1）	CK19	0～3.3ng/ml	诊断非小细胞肿瘤的指标
9	铁蛋白	FER	男：30～400ng/ml 女：13～150ng/ml	常用于肝癌患者AFP测定值低时的补充检测项目，其他部位（肺、胰腺、胆道、结肠等）肿瘤也可相应增高
10	总前列腺特异性抗原	T-PSA	0～4ng/ml	前列腺癌、前列腺增生、前列腺炎患者血清T-PSA都可升高
11	游离前列腺特异性抗原	F-PSA	0～0.93ng/ml	辅助T-PSA诊断及鉴别诊断前列腺癌
12	神经元特异性烯醇化酶	NSE	0～18ng/ml	小细胞肺癌的特异性诊断标志物。对于神经内分泌肿瘤、神经细胞瘤、黑色素瘤、甲状腺髓样瘤也有重要诊断价值

续　表

序号	肿瘤标志物	英文缩写	参考范围	临床意义
13	鳞状上皮细胞癌抗原	SCC	0 ~ 1.5ng/ml	鳞状上皮细胞癌的诊断指标。宫颈鳞状上皮细胞癌、肺鳞癌、食管癌、膀胱癌患者血清中都可见升高
14	组织多肽特异性抗原	TPS	0 ~ 110U/L	多数上皮细胞肿瘤呈阳性，非上皮组织来源的肿瘤呈阴性

29. 怀疑肿瘤时，为什么医生常要求查多种肿瘤标志物？

怀疑肿瘤时医生常要求同时检查多种肿瘤标志物。原因是每种肿瘤标志物的敏感性和特异性都不同。单一指标只能反映某种肿瘤的一个侧面，联合检测多种肿瘤标志物，可以帮助临床医生同时对多种疾病做出诊断及排查，提高疾病的诊断率。

30. 不同医院检测的肿瘤标志物检验结果有可比性吗？

在不同医院检测的肿瘤标志物检验结果有一定的差异，主要有以下四方面的原因。

（1）不同的检测方法会导致检验结果存在差异：临床上常用的检测方法有电化学发光、化学发光、放射免疫、酶联免疫吸附试验等，各医院应用的检测方法存在差异。

（2）同一种检测方法所应用的试剂品牌存在差异会导致检验结果存在差异：不同品牌的试剂，其生产工艺、抗原抗体反应体系和检测线性范围均存在较大的差异。

（3）检测体系不同会导致检验结果存在差异：即使是试剂厂家和

检测方法相同，但采用不同型号的检测设备。

（4）采用的试剂批号不同会导致检验结果存在差异：即使是试剂厂家、检测方法和检测体系完全相同，但采用的试剂批号不同。

因此，很难保证不同医院间检测的肿瘤标志物检验结果在数值上有可比性。尽管不同试剂厂家、不同检测方法和不同检测体系所得到的具体检验结果可能不同，但在判断检测结果阴、阳性方面却具有较高的一致性。

目前，国家卫生健康委临床检验中心和各省/市临床检验中心已经对常见肿瘤标志物检验项目，如CEA、CA125和AFP等开展室间质量评价工作，确保同一检测方法、同一试剂厂家、同一检测体系的不同医院的检验结果具有较高的可比性。

为了保证检验结果的可比性，满足肿瘤患者对病情监测的需要，建议患者：①最好选择在同一家医院连续进行肿瘤标志物的检测。②如果不能在同一家医院检测，尽可能选择相同的检测方法或采用同一厂家的检测系统进行检测。③尽量选择较高等级医院或有国家相关部门批准的信誉好的临床检验中心，这些单位一般都能按照规定参加国家卫生健康委组织的临床检验中心和各省/市临床检验中心室间质量评价，并在实验室内部开展质量控制，保证检验结果的准确性。

总之，将不同医院的肿瘤标志物检验结果进行比较时，应注意其采用的检测方法、试剂生产厂家以及检测体系等是否相同，这样的比较才有意义。

31. 诊断和监测卵巢癌常用的肿瘤标志物有哪些？

肿瘤标志物主要有胚胎抗原、糖类抗原、天然自身抗原、细胞角蛋白、肿瘤相关的酶、激素以及某些癌基因等。它们在正常成人体内含量极低，无法被检测到，在肿瘤组织中的含量大大超过正常组织。它们的存在或量变可以提示肿瘤的性质或变化，以帮助肿瘤的诊断、分类、预后判断以及治疗指导。卵巢癌常见的肿瘤标志物如下。

（1）CA125、CA19-9：对卵巢上皮癌有重要的诊断价值。CA125升高可见于卵巢浆液性癌或卵巢黏液性癌，而CA19-9升高多见于卵巢黏液癌或消化道肿瘤。

（2）甲胎蛋白（AFP）：对卵巢内胚窦瘤具有特异性诊断价值，另外，其对未成熟畸胎瘤、混合性无性细胞瘤中混有卵黄囊成分者均有意义，此类肿瘤复发或转移时，即使仅存在微小瘤灶，AFP也会再次升高，较其他检查敏感性高。

（3）人绒毛膜促性腺激素（hCG）：卵巢绒毛膜癌和伴有绒毛膜癌成分的生殖细胞肿瘤，血清β-hCG值可以升高。

（4）乳酸脱氢酶（LDH）：部分卵巢无性细胞瘤其血清LDH可异常升高，对恶性肿瘤的诊断具有一定的意义，如卵巢纯无性细胞瘤。

（5）性激素：包括雌激素、孕激素、雄激素等，部分卵巢性索间质肿瘤具有分泌性激素的功能，如颗粒细胞瘤、卵泡膜细胞瘤可以产生较高水平雌激素，卵巢支持细胞瘤及间质细胞瘤可分泌雄激素，导致血清睾酮升高。

（6）米勒管抑制物（MIS）：是一种糖蛋白，国外有研究表明，血清MIS是卵巢颗粒细胞瘤的敏感、特异且可靠的标志物，是性索间质瘤一个很好的监测指标。

（7）神经元特异性烯醇化酶（NSE）：可大量存在于正常神经组织及神经肿瘤，部分卵巢未成熟畸胎瘤及无性细胞瘤患者血清NSE值可升高。

32. 什么是CA125？

CA125是卵巢癌最常用的肿瘤标志物，可被单克隆抗体OC125结合的一种糖蛋白。95%的健康成年妇女CA125的水平≤35U/ml。在卵巢上皮癌患者中，高达80%以上的患者存在血CA125升高，但也有一定比例的卵巢癌患者CA125并不升高。通过测定患者血中CA125值可以帮助卵巢癌的临床诊断和病情评估。

33. 血中CA125升高是否就是患卵巢癌了？

错。并不是所有卵巢癌患者的CA125均升高，也不是CA125升高就可以诊断卵巢癌。尽管80%的卵巢上皮癌患者血中CA125升高，但CA125不是卵巢癌的特异性标志物，其他一些恶性肿瘤患者CA125的水平也会升高，如输卵管癌、子宫内膜癌、宫颈腺癌、胰腺癌、结肠癌、乳腺癌和肺癌。另外，一些非肿瘤的良性疾病，如子宫内膜异位症、盆腔炎症和脓肿、卵巢囊肿、胰腺炎等，其CA125也有不同程度的升高。此外，早期怀孕的前3个月内、月经期、产后等可导致CA125升高；但如果血清CA125的水平是基线水平的2倍以上，或CA125逐渐升高一定要引起重视，应去医院进一步检查。CA125的升高较临床上能检查到肿瘤要早3～6个月，甚至更长。

34. CA125在卵巢癌诊断和治疗中有什么作用？

血CA125有助于筛选卵巢癌的高危人群，女性CA125升高至

35U/ml以上，需警惕有恶性肿瘤的可能。但很多非肿瘤情况或良性肿瘤也会出现CA125升高。另外，部分早期卵巢癌患者或非浆液性上皮癌如未分化癌、黏液癌、透明细胞癌等患者CA125并不一定升高。因此CA125检查需要结合超声、月经状况及其他肿瘤标志物检查，以提高诊断的准确性。

卵巢癌治疗中，如治疗前CA125升高的患者，CA125的变化常与病情变化一致，随着病情的好转而降低，如治疗无效则升高。

在卵巢癌治疗后的随诊中，CA125升高是复发的征兆，有的甚至在临床发现复发前1～9个月即有CA125的升高。发现CA125升高、怀疑复发时，需进一步检查，如仔细查体，做CT、PET/CT、骨扫描等检查。

35. 检测肿瘤标志物（如CA125）时需要注意什么？

肿瘤标志物水平受多种因素影响，当体内存在炎症，如呼吸道感染（病毒性感冒除外）、胃肠炎、尿路感染等，可能导致肿瘤标志物轻度升高。因此，应避免在这些情况下检测肿瘤标志物。

36. 肿瘤标志物的检测是否需要空腹？

肿瘤标志物水平不受饮食影响，因此不需要空腹检测。但在检测前尽量吃清淡饮食，少吃油腻食物。

37. 肿瘤标志物对卵巢恶性生殖细胞肿瘤有何意义？

卵巢恶性生殖细胞肿瘤中的卵黄囊瘤可引起AFP升高，未成熟畸胎瘤可引起CA19-9升高，无性细胞瘤可引起LDH升高，原发绒毛膜癌可引起hCG升高。测定相关肿瘤标志物可用于诊断、评价疗效、监测病情变化或肿瘤复发。

38. 如何早期诊断卵巢恶性生殖细胞肿瘤？

卵巢生殖细胞肿瘤常见于儿童或年轻女性，60%～90%的儿童和青春期的卵巢肿瘤为生殖细胞肿瘤，绝经后妇女则很少发生。卵巢生殖细胞肿瘤临床表现缺乏特异性，主要为腹盆腔肿物、腹痛，或因肿瘤破裂、出血或扭转引起急性腹痛等，肿瘤晚期可出现腹胀和腹水。应进行腹盆腔超声或CT检查，根据情况结合血清肿瘤标志物检测，如甲胎蛋白（AFP）、人绒毛膜促性腺激素（hCG）、癌抗原125（CA125）、癌抗原19-9（CA19-9）、乳酸脱氢酶（LDH）等。

39. 如何能早期诊断卵巢性索间质肿瘤？

这类肿瘤早期往往没有症状，常在健康普查中通过妇科检查或超声检查发现。卵巢性索间质肿瘤往往有分泌性激素功能，常出现内分泌失调的症状，如不正常的阴道出血、绝经后出血、月经紊乱或者闭经等；其次是肿瘤压迫所导致的症状，如腹痛或腹胀，肿瘤较大的患者也可自己在下腹部摸到较硬的包块等。如果出现上述情况，及时到医院就诊进行相关影像学检查、妇科检查及激素测定，可早期发现这类肿瘤。

40. 只靠抽血检查能查出卵巢性索间质肿瘤吗？

不能。虽然这类肿瘤往往能够分泌激素，但也有一部分肿瘤为无功能性的，所以抽血检查激素水平只能作为参考检查，不能作为确诊的唯一指标。有些肿瘤标志物如CA125也可作为参考指标。

41. 卵巢囊肿就是卵巢癌吗？

卵巢囊肿一般能通过超声等影像学检查发现。有些卵巢囊肿是生理性的，如卵巢每个月都有排卵、排卵后黄体的生成。一般情况下，生理性的囊肿无需进行手术干预，如果超声检查发现有单纯囊肿存在，血CA125等一些辅助检查正常，随诊3个月经周期，大部分生理性的囊肿都会消失。一些例外的情况，月经干净后或绝经后在卵巢上发现的囊肿往往不正常，需要警惕肿瘤的可能性，需要进行积极的干预。研究提示卵巢囊肿如果合并有实性部分，并且提示有血流信号，那么需要警惕是恶性肿瘤的可能性。当然体格检查、血清肿瘤标志物检查也有助于在术前提示诊断。

42. 卵巢癌是如何分期的？

卵巢癌分期的目的是了解肿瘤的扩散程度，有助于医生制订治疗方案和判断病情预后情况。卵巢癌需要通过手术决定分期，大体分期如下。

　　Ⅰ期：肿瘤局限于卵巢。

　　Ⅱ期：一侧或双侧卵巢肿瘤，并向盆腔内器官组织蔓延和/或转移。

　　Ⅲ期：一侧或双侧卵巢肿瘤，具有盆腔外的腹腔种植[1]和/或后腹膜区域淋巴结转移。肝表面转移为Ⅲ期。

　　Ⅳ期：一侧或双侧卵巢肿瘤并有远处转移，如出现胸腔积液且细胞学发现肿瘤细胞为Ⅳ期，肝实质转移为Ⅳ期。

43. 诊断证明写"左卵巢低分化浆液性囊腺癌ⅢC期"是什么意思？

　　这是卵巢癌的手术病理分期诊断名称。"左卵巢"指肿瘤原发部位在左侧卵巢。"低分化"指肿瘤的组织学分级，分化程度是肿瘤细胞看起来和正常卵巢细胞的差别，形态学差别越大，则分化程度越低，恶性程度越大。低分化的肿瘤一般生长较快，恶性程度较高。

　　"浆液性囊腺癌"是肿瘤类型，属于卵巢上皮癌。一般所说的卵巢癌就是卵巢上皮癌，约占卵巢恶性肿瘤的90%，包括浆液性癌、黏液性癌、子宫内膜样癌、透明细胞癌、移行细胞癌和未分化癌等。

　　"ⅢC期"是肿瘤的分期，是肿瘤在体内扩散的范围。Ⅲ期：一侧或双侧卵巢肿瘤，腹腔腹膜种植或后腹膜或腹股沟淋巴结转移，其中C指肿瘤腹腔种植肿瘤直径超过2cm，和/或有淋巴结转移。

　　卵巢癌手术病理分期诊断有助于制订治疗方案及判断预后。

1　种植：体腔内器官的恶性肿瘤侵及器官表面时，瘤细胞可以脱落，像播种一样种植在体腔内其他部位而形成的转移性肿瘤病灶。

三、治疗篇

（一）手术治疗

44. 什么是根治性手术？什么是姑息性手术？

根治性手术：以力求达到根除疾病为目的命名的外科手术，属于局部治疗手段，对不同恶性肿瘤实施根治性手术切除的范围都有具体规定，是恶性肿瘤外科治疗的标准术式之一。对于绝大多数早期恶性肿瘤患者通过根治性手术可以达到根治的目的。

但需注意的是，根治性手术并非都能达到治愈肿瘤的目的，很多患者除手术外，还需要联合其他治疗以达到最佳效果。此外，某些早期癌症并不需要切除如此大的范围也能达到"根治"的效果，并能保留器官的功能。因此，患者及家属应该听取医生的建议，再决定是否实施根治性手术或保留器官功能的手术。

姑息性手术：以减轻患者痛苦、提高生活质量、延长生存期、减轻体内肿瘤负荷为目的切除原发病灶或转移性病灶的手术。

45. 什么是择期手术、限期手术和急诊手术？

外科手术根据疾病的危急程度分为择期手术、限期手术和急诊手术。

择期手术：可以选择适当的时机实施的手术，手术时机的把握不致影响治疗效果，允许术前充分准备或观察，再选择最有利时机施行手术，如对良性病变进行的手术、整形类手术等。

限期手术：需要在一定限期内实施的手术，即外科手术时间不宜过久延迟，手术前也有一定的准备时间，否则会影响其治疗效果，或失去治疗的有利时机的一类手术，如各种恶性肿瘤的根治性手术。

急诊手术：需要在最短的时间内必须进行的紧急手术，否则会危及患者的生命，如肝、脾破裂导致出血等手术。

46. 手术前为什么要为患者做全面检查？

外科手术是有创伤性的诊疗手段，并伴有不同程度的风险。因此，在手术前进行全面的检查是了解患者身体状况、疾病情况、手术耐受能力和可能出现的风险的重要步骤。检查包括常规检查和专科检查两方面。手术前常规检查主要包括：血常规及血型、尿常规、粪便常规、心电图、胸部正侧位X线片或胸部CT、超声检查、肝肾功能、血电解质、血糖、凝血功能[1]以及乙肝两对半、丙肝、HIV、梅毒等相关病原学检查。专科检查则要根据病变的部位进一步行造影、CT、MRI、PET/CT等影像学检查，以及内镜检查、相关肿瘤标志物检查、细胞学检查、肿瘤组织活检或穿刺活检病理学检查。所有这些都是为了明确诊断，仔细制订手术计划，更好地完成手术，保障患者围手术期[2]安全。

1　凝血功能：血液由液体变为固体凝胶的过程称为血液凝固，简称凝血，由一系列凝血因子参与完成。凝血功能异常可能导致出血或血栓形成。

2　围手术期：从患者决定接受手术治疗开始，直至手术后基本康复的全过程，时间在术前5～7天至术后7～12天。

47. 手术前患者应做哪些准备？

首先，要学会放松、消除紧张，在心理上产生安全感和对医务人员的信赖，树立战胜疾病的信心。医护人员将向患者及家属讲解本病的相关知识、治疗方法及治疗效果，向其解释本次手术方式及术前、术中和术后的注意事项，使患者减轻焦虑和恐惧心理，积极配合治疗及护理。

其次，术前一段时间需要高蛋白、高热量、高维生素及适量脂肪的全营养饮食，以增强机体的抵抗力。术前完善各项功能检查，控制血压、血糖。术前应戒烟、戒酒，做好呼吸道准备。术前饮食根据手术要求进半流食、流食或禁食。半流食如稀饭、面条、馄饨、粥类等，流食如米汤、面糊、豆浆、菜汤等，但应避免产气食物，如奶类及含糖高的食物等。一般情况下，手术开始前6小时就不要吃东西，但可以一直饮水或碳水化合物饮料到手术开始前2小时。根据拟行的手术，术前需进行肠道准备[1]（排空直肠、口服泻药或清洁灌肠）。在术前一天护士会给患者备皮[2]（做皮肤准备），协助患者沐浴、更换清洁衣服、遵医嘱配血等，并在夜间观察其睡眠情况，必要时予镇静安眠药。手术当天早晨测量生命体征[3]，评估患者全身情况，如遇月经来潮、发热或血压严重异常等情况，可能需延缓手术。

---

1 肠道准备：指在进行某些医学检查或手术前清空肠道，以确保肠道内没有食物残渣或粪便。在接受医疗程序之前，应按照医生的指示进行肠道准备。医生会根据具体情况和需要，提供适当的肠道准备指导。

2 备皮：通常手术前需根据手术部位，按要求剃除体毛及局部皮肤清洁。备皮的目的是减少手术过程中细菌感染的风险。

3 生命体征：评估生命活动是否存在及生命活动质量的重要征象，主要包括体温、脉搏、呼吸、血压。生命体征是了解和判断患者病情变化的重要指标之一。

48. 手术前为什么需要患者做好心理上的准备？

手术前有些患者会产生焦虑、紧张、恐惧、不安及抑郁等情绪，影响患者的睡眠、食欲等，可导致患者健康状况下降、免疫功能减退，致使机体对病毒、病菌等的抵抗力降低，还可导致患者心率加快、血压升高等问题，将会增加手术的风险及术后发生并发症的机会。因此，积极的情绪和良好的心理准备是保证手术顺利进行的首要条件。

49. 手术前为什么患者需要进行呼吸道准备？

手术后患者因为切口疼痛而不敢深呼吸、咳嗽和排痰，导致呼吸道分泌物在气道内积聚，降低了肺通气量，加重气道阻塞，造成肺不张，呼吸道易感染致肺炎。术前呼吸道准备可降低术后肺部并发症的发生率。

吸烟的患者应该在手术前1～2周停止吸烟，以减少上呼吸道的分泌物。

练习正确咳痰的方法是：腹式呼吸（用鼻深吸气，尽力鼓起腹部，屏气1～2秒后，嘴唇微缩成吹蜡烛状缓慢呼气，呼气时腹部自然回缩）数次→深吸气→憋住气→放开声门，收缩腹肌使气体快速冲出将痰咳出。

有呼吸道炎症者，术前应用抗生素、雾化吸入等治疗，待感染控制后才可以接受手术。

50. 手术前患者为什么需要禁食、禁水？

所谓禁食、禁水，指禁止进食物和饮水。一般手术前都要求患者提前一段时间禁食、禁水，主要目的是排空胃内容物，避免术中、术后发生呕吐造成误吸[1]。因为手术操作时刺激腹膜或内脏，某些麻醉药物可刺激消化系统，造成患者呕吐。患者麻醉后呼吸道的保护性反应减弱，呕吐物可误吸入呼吸道引起阻塞或吸入性肺炎。

正常人胃内物质排空需要4～6小时，当情绪激动、恐惧、焦虑或疼痛不适时，可导致排空速度减慢，因此成人一般在手术前6～8小时开始禁食固体食物，术前2小时禁食液体食物，以保证胃的彻底排空。有些患者瞒着医生和护士进食水，这是非常危险的，极易造成手术中误吸，甚至窒息死亡的严重后果。如果术前禁食、禁水时间不够或又吃了东西，则需推迟手术时间，甚至取消该手术。

51. 手术前一天为什么要为患者做手术区域皮肤准备？

皮肤是机体的天然防线，手术会破坏此防御线而增加感染的概率。手术前进行皮肤准备的目的是预防手术后切口感染。皮肤准备通常在手术前一天进行。皮肤准备的内容包括除去患者手术区域的毛发、污垢及微生物。此外，手术前一天患者还应修剪指甲、剃须、洗头、洗澡。小儿可以不剃体毛，只做清洗。

---

1 误吸：食管或者胃的内容物，由于括约肌松弛，倒流误入气管。

52. 月经期患者能做手术吗？

除非是急诊手术，对月经期患者不宜实施择期或限期手术。因为月经期患者脱落的子宫内膜含有较多纤溶酶原激活物，导致血液中纤维蛋白溶解系统活动增强，容易导致出血量增多，增加手术危险性。此外，月经期患者抵抗力减低，增加感染的风险；多数患者手术后需要卧床和留置导尿管，也增加了护理的难度。

53. 手术前患者一直在服用的心血管药物（如降压药、抗凝药、治疗心律失常的药）停不停用？

多数一线降压药及治疗心律失常的药物手术前不要停药，手术当天早晨也要继续服用，这样有利于手术中维持患者的循环稳定，降低围手术期心脑血管并发症的风险。但某些药物如利血平或是某些利尿药物，会影响手术中的麻醉管理或引起患者电解质紊乱[1]，建议术前一段时间停用，并咨询心血管内科医生选择替代药物。

围手术期抗凝药的应用有严格的要求，根据药物作用的半衰期、药理作用、抗凝药物治疗疾病的不同、手术的大小等因素，术前需要提前一段时间停用，要咨询主管手术医生和麻醉医生。

54. 手术前戒烟多长时间有效？

戒烟早期，有些患者咳痰量会增加，还有些患者出现新的气道反

1　电解质紊乱：指体内电解质（如钠、钾、钙、镁等）的浓度出现异常，导致电解质的平衡被打破。

应性疾病或原有症状加重。戒烟早期还可能出现与尼古丁戒断相关的激动和焦虑症状（也就是烟瘾发作）。停止吸烟2天（至少12小时），吸烟产生的有害物质和尼古丁水平降至正常，机体由于吸烟导致的缺氧状态会有所改善。但研究表明，只有戒烟6～8周，手术后呼吸系统并发症才有显著降低。但癌症手术基本上都是择期手术或限期手术，往往不能等这么久才实施手术，至少在手术前戒烟2天还是应该能做到的，当然，彻底戒掉更好。

55. 手术前患者特别紧张怎么办？

任何人接受手术治疗时都会紧张，这是正常反应。消除患者的紧张心理是麻醉医生在患者手术前访视要做的，访视时麻醉医生应向患者解释手术前、手术后的程序，患者也应放松心情，如有疑问可向医生咨询，消除疑虑。患者家属应该配合医生做一些安慰工作，尽量减轻患者的紧张情绪。如果患者术前一晚入睡可服用一些安眠药物帮助睡眠。手术前充足的休息、保持良好的体力对手术和手术后恢复很重要。

56. 手术前需要履行哪些知情同意手续？

什么人有资格签署手术知情同意书？患者知情同意即是患者对病情、诊断和治疗（如手术）方案、治疗的益处及可能带来的风险、费用开支、临床试验等真实情况有了解与被告知的权利，患者在知情的情况下有选择接受与拒绝的权利。按国家卫生健康委要求应由患者本人签署知情同意书。当患者不具备完全民事行为能力时，才由其法定代理人签字；患者因病无法签字时，也可以由其授权的人员签字。患者的知情同意选择权是每一位患者都具有的权利，知情同意书可以作为医疗机构履行说明告知义务的证据，也是患者及家属行使知情权的证据。让患者及其亲属能客观认识诊疗目的、效果、可能产生的并发症及意外等情况，充分享有知情权。

在患者接受诊治的过程中，需要患者履行的知情同意手续包括以下几个方面。

（1）术前、术中知情手续：所有手术前主管医生会与患者进行术前谈话，并签署手术知情同意书，其内容包括术前诊断、手术指征、手术方式、可选择的诊疗方法及优缺点、术中和术后的危险性、可能的并发症及防范措施。术中置入身体的内植物（如吻合器、固定器等），术前谈话中会记明选择的类型；术中病情变化或手术方式改变需及时告知患者家属并由被委托人书面在告知单上签名。手术的不确定因素较多，手术的风险与治疗的获益相伴相随。有时手术可能达不到根治疾病的目的，达不到患者希望的理想状态，甚至产生严重的并发症。手术风险具有不确定性、不可预测性等特征。这些情况均应在手术前和患者或受委托人充分告知。

（2）如果在治疗中进行临床试验、药品试验、医疗器械试验及其他特殊检查、特殊治疗，主管医生将在治疗前向患者及家属告知相关情况，征求意见，由患者及家属签署同意检查、治疗的知情同意书。

（3）创伤性诊疗知情手续：对患者进行任何创伤性诊疗均需进行谈话告知并签写同意书；内容包括当前的主要病情、采取创伤性诊疗活动的目的及必要性、医疗风险、其他可选择的诊疗方法和优缺点、可能的并发症、注意事项与防范措施。

（4）麻醉知情制度：在进行麻醉操作前，麻醉医生会告知患者相关情况，并由患者或被委托人签写同意书；告知内容包括术前诊断、麻醉名称及方式、麻醉风险、防范措施。

（5）输血知情制度：输血前经管医生会向患者告知相关情况，并由患者或被委托人签写同意书；告知内容包括输血的目的、必要性、种类、数量、可能发生的风险、并发症及防范措施。

57. 为什么要签署知情同意书？

签署知情同意书是国家法律法规的要求，国务院颁布实施的《医疗机构管理条例》第33条规定："需要实施手术、特殊检查、特殊治疗的，医务人员应当及时向患者具体说明医疗风险、替代医疗方案等情况，并取得其明确同意；不能或者不宜向患者说明的，应当向患者的近亲属说明，并取得其明确同意。"《中华人民共和国医师法》第二十六条规定："医师开展药物、医疗器械临床试验和其他医学临床研究应当符合国家有关规定，遵守医学伦理规范，依法通过伦理审查，取得书面知情同意。"

人的生命健康权是受法律严格保护的，个人身体所蕴含的生命和健康只有自己有处置权，其他任何人无权处置。手术这种有风险性的医疗行为包含着对患者身体即健康权、生命权的处置。医生有手术技能，但无权擅自处置患者身体，患者出于治疗疾病的目的，须授权医生为自己实施手术。在手术知情同意书的签名正是患者对其身体支配权的外部表现形式。

58. 手术知情同意书中写了那么多并发症，是否都会发生？

并发症指患者发生了现代医学科学技术能够预见但却不能避免和

防范的不良后果，一般分为两种情况：一种指疾病在发展过程中引起另一种疾病或症状，如消化道肿瘤可能有引发肠梗阻、肠穿孔或消化道大出血等并发症；另一种指在临床诊疗和护理过程中，患者因治疗一种疾病而合并发生与诊疗这种疾病有关的另一种或几种疾病或症状。外科手术并发症是影响手术效果极为重要的因素，也常是损害患者健康甚至致死亡的重要原因。手术知情同意书中写的并发症均是基于手术对组织器官损坏可能带来的病症，术中、术后是否发生并发症受多种因素影响，每位患者的自身状况、疾病情况、医疗单位及医生的技术水平等许多因素都是影响并发症的因素，并发症的发生概率也受多种因素影响，如高龄患者手术并发症的发生概率大于年轻患者。并不是手术知情同意书中写的并发症都会发生，医护人员也在尽力减少并发症的发生。

59. 手术前医生找患者谈话，患者及家属需要了解哪些内容？

手术前的患者和家属最重要的是要消除思想顾虑，做好心理和生理各个方面的准备。患者及家属可以向主管医生或主刀医生咨询手术目的、麻醉方式、手术方式以及术中、术后可能出现的各种风险或不适等情况。同时配合医务人员的指导作好术前准备，术前因其他疾病服用药物的应向医生说明，以明确是否需要停药。

60. 手术日患者需要做什么准备？

手术日不要化妆，要去除患者的唇膏、指甲油，以便于手术中观察末梢血液循环情况；要取下活动性义齿，因为义齿可能脱落而阻塞呼吸道；取下发卡、假发、金属物品、饰物等，因为金属会导电，饰物会伤及患者；将随身携带的所有贵重物品，如首饰、钱、手表，交由家属保管；助听器等可暂时戴着，便于与手术室工作人员沟通，可于手术前一刻取下。患者贴身穿着干净的病号服；依照要求禁食、禁水；术前要排空膀胱，其目的是为了避免麻醉后造成手术台上排尿，避免手术过程中误伤膨胀的膀胱，避免患者手术后因受麻醉影响或麻醉未清醒而发生排尿困难。

61. 手术当天患者家属应该做点什么？

在手术进行过程中，家属需在手术等候区耐心等待，不要离开，因为在手术中如果发现一些特殊情况，医生需要及时找家属商谈，并请家属作出决策。手术结束后患者回到病房，在向手术医生和麻醉医生了解病情后，家属就可以按照医院要求留人陪护或由院方监护。

62. 什么样的治疗需要麻醉？

任何可能引起疼痛的手术和检查均有必要进行麻醉。如所有外科、妇产科、耳鼻喉科、眼科、口腔科等各种大、中、小手术，以及胃肠镜检查及治疗、纤维支气管镜检查、膀胱镜检查及治疗、人工流产手术、分娩和介入治疗等均需在麻醉下进行。

63. 主要的麻醉方法有哪些?

主要的麻醉方法有3种:全身麻醉(简称全麻)、局部麻醉(简称局麻)和椎管内麻醉(俗称半麻)。

每一种麻醉还有许多不同的形式和操作方法,麻醉医生会根据手术方式和患者自身状况选择最佳的麻醉方法。

64. 什么是全身麻醉?

全身麻醉,简单来说是一种使患者在手术或一些有创伤的医疗操作过程中处于无意识、无疼痛状态的医疗手段。全身麻醉有3个主要目标:无意识(失去意识或不醒)、镇痛(防止疼痛)、肌肉松弛(帮助进行手术)。全身麻醉能提供手术过程中的舒适度,同时大大降低患者的应激反应。全身麻醉分3个阶段:①麻醉诱导阶段,麻醉医生会使用一种或多种快速起效的药物,包括吸入麻醉气体或通过静脉注射麻醉药物,使患者迅速进入无疼痛、无知觉的状态。在需要进行气管插管的手术中,麻醉医生通常还会使用肌松药物。②麻醉维持阶段,麻醉诱导后,通过持续给药(吸入麻醉气体或静脉麻醉药物)维持全身麻醉状态。在此期间,麻醉医生会严密监测患者的生命体征(包括血压、心率、呼吸、氧饱和度等),并调整药物以确保患者处于适宜的麻醉深度。③麻醉恢复阶段,手术结束后,麻醉医生会停止给予麻醉药物,允许药物自身消除,患者随之逐渐恢复意识。对于进行气管插管的患者,确认呼吸平稳、自主后,会拔除气管插管。

65. 什么是局部麻醉?

　　局部麻醉是将局麻药应用于身体外周局部神经时只产生躯体某一部位的麻醉,使该部位不感觉疼痛。局部麻醉也是完全可逆的,不产生组织损害。常用的局部麻醉有表面麻醉、局部浸润麻醉和神经阻滞麻醉。表面麻醉是将局麻药与局部黏膜(如眼黏膜、鼻腔黏膜、口腔黏膜等)直接接触,穿透黏膜作用于神经末梢而产生局部麻醉作用。经常所说的局麻主要是指局部浸润麻醉。局部浸润麻醉是沿手术切口分层注射局麻药,麻醉组织中的神经末梢而产生局部麻醉作用。神经阻滞麻醉不是把局麻药用于神经末梢,而是把局麻药注射于神经干(丛)旁,阻断神经的传导功能,达到手术无痛,常用的神经阻滞麻醉有臂丛麻醉和颈丛麻醉等。

66. 什么是局麻强化麻醉?

　　有些可以在局部麻醉下完成的手术,由于患者会感觉到紧张、恐惧,甚至不配合行为,需要在局部麻醉的同时辅助基础麻醉。基础麻醉就是静脉应用一些药物使患者进入类似睡眠但非麻醉的状态,患者保留自主呼吸,对手术过程无知晓。手术过程中要求麻醉医生连续监测患者的心电图、呼吸、血氧饱和度等重要生命体征,掌握好用药剂量和浓度,同时要准备好急救设备,及时发现和处理一切异常情况。

67. 什么是椎管内麻醉？

广义上椎管内麻醉也属于局部麻醉的范畴，但所麻醉的范围更广，因其独特的解剖特点而单归一类。硬膜外麻醉和蛛网膜下腔麻醉（简称腰麻）都属于椎管内麻醉。椎管是椎骨和周围韧带围成的管状结构，内有脊髓，脊髓周围依次有软脊膜、蛛网膜和硬脊膜包裹，硬脊膜和蛛网膜毗邻比较紧密，在椎骨和周围韧带与硬脊膜之间的潜在性间隙称为硬膜外腔，在蛛网膜与软脑膜之间的潜在性间隙称为蛛网膜下腔。在背部的适当位置经椎骨间穿刺把局麻药注入硬膜外腔即硬膜外麻醉，把局麻药注入蛛网膜下腔即蛛网膜下腔麻醉。

68. 通常所说的"全麻"或"半麻"指的是什么？

全麻和半麻是麻醉方式常用的两个术语。这两种方式的主要区别在于患者在手术过程中的感知能力以及对于周围环境的反应。

全麻：患者进入深睡眠状态，感觉不到疼痛。全麻除了阻断疼痛感觉，还会让患者在手术过程中处于无意识的状态，因此患者不会对手术过程有任何记忆。全麻可以通过吸入或静脉注射的方式施用，主要目的是使患者在手术过程中既不感到疼痛也不会有任何不适的感觉或恐惧的情绪。

半麻：则是只让患者身体的一部分失去疼痛感和感觉，手术过程中还是清醒的，但不会感觉到手术部位的任何疼痛。半麻也被称为局部麻醉，其中再根据具体局麻的位置和范围，又可以细分为神经阻滞麻醉、硬膜外麻醉、脊髓麻醉等。

69. 全身麻醉对大脑会不会有损伤?

常有患者问麻醉医生"全身麻醉会不会损伤大脑影响智力或记忆力?"回答是不会的。目前临床使用的所有全身麻醉药其作用都是短暂的、一过性的,即停止使用后经过短时间的代谢分解排出体外,其麻醉作用也会完全消失,更不会遗留中枢神经系统的任何伤害和不良反应。因此,不必担心全身麻醉会损伤患者的大脑。有些人术后可能会经历一段暂时的记忆和认知功能的下降,这被称为术后认知功能障碍。最容易受影响的是老年人和已经有认知问题的患者。这种状况大部分时间会在术后一段时间内逐渐恢复。

70. 椎管内麻醉后会不会落下腰痛的毛病?

椎管内麻醉是在背部的适当位置进行穿刺,经过脊椎间的间隙给药而达到暂时阻断神经的作用,操作过程中穿刺针要依次经过腰背部特定的皮下组织、肌肉、韧带等,虽然针头非常细小可能也会导致腰背部的肌肉、韧带损伤,像其他所有侵入性的操作一样,这些损伤的组织需要有修复的过程,所以椎管内麻醉后腰部会有轻微不适或疼痛,只要术后注意休息,一般 1 ~ 2 周可痊愈,不会遗留长期腰痛的后遗症。

71. 什么是气管插管? 会不会很难受?

全身麻醉后患者的自主呼吸消失,为确保患者呼吸道通畅,需要在患者的气管内置入一根气管导管与麻醉机相接以控制呼吸。气管导管通常从患者的口腔或鼻腔插入气管内，插管前麻醉医生会从静脉注射一些药物使患者意识消失、呼吸停止、肌肉松弛（临床上称为麻醉诱导），然后才行气管插管，所以患者对整个插管过程没有感觉，也不会感到难受。有部分患者在术后早期会感觉到咽喉部不适等，可能是插管导致的黏膜损伤，多在数天内可痊愈。

72. 麻醉有什么风险吗？

麻醉的风险性不仅与外科手术大小、种类、麻醉方法有关，而且还与患者术前的身体状况及内外科疾病有关。实施麻醉后会影响患者生理状态的稳定性、手术创伤和失血可使患者生理功能处于应激状态[1]、外科疾病以及并存的内科疾病会引起不同程度的病理生理改变，这些都能增加麻醉的风险。因此"只有小手术，没有小麻醉"。麻醉医生的工作就是使这些风险降到最低，手术前会完善一些必要的检查和准备，将患者的身体调整到最佳状态，手术过程中利用先进的仪器随时监测患者的生命体征，以保证麻醉安全。如发现由于手术、麻醉或是患者原有疾病产生危及患者生命的问题时，会及时采取各种措施，维持患者生命功能的稳定。

73. 为什么要签署麻醉知情同意书？家属可以代签吗？

由于个体差异及合并疾病的不同，每个人对麻醉的耐受和反应都不一样，麻醉过程中可能出现意外和并发症。任何麻醉都伴随着一定

---

1 应激状态：人体在受到刺激之后马上作出的反应，以便适应这个刺激变化的环境。

的风险，作为患者及家人有必要也有权利充分了解麻醉存在的风险，这就是手术患者都要进行麻醉前谈话并签字的原因。

原则上只要患者有一定的认知能力，患者的意愿就永远是第一位的，应该由患者本人签署术前麻醉知情同意书，这是患者的权利。但如果家属和患者本人有良好的沟通，家属能够代表患者的意愿，患者本人又签署了委托协议，委托给某位家属做主，那么这位家属可以代签麻醉知情同意书。

74. 为什么麻醉医生术前要访视患者？

为了增加手术的安全性和减少术后并发症，麻醉医生在进行手术前要全面了解并评估患者的健康状况。这不仅能帮助麻醉医生判断患者能否承受手术和麻醉，同时也能帮助他们采取预防措施，并选择最合适的麻醉方法和药物。以下是麻醉医生需要了解的一些内容。①病史：了解患者是否有心脏病、高血压、糖尿病、气管炎、哮喘、青光眼等。②过敏史：患者是否对某些药物（尤其是麻醉药）或食物过敏，以及过敏程度。③手术和麻醉史：患者以前是否接受过手术或麻醉，有无不适感等。④生活习惯：如患者是否吸烟或者饮酒，平日的睡眠情况如何等。了解这些信息后，麻醉医生会根据患者具体情况制订适应的麻醉方案，还可能讨论术后镇痛的方式。同时也会告知患者和家属麻醉过程中的注意事项，回答他们的疑虑。这些过程使得麻醉医生能对接下来的麻醉有充分的准备，为患者安全麻醉提供了保障。

75. 麻醉医生为什么要询问患者的既往病史和目前的身体状况？

由于麻醉和手术会对人体的各项生理功能产生影响，所以麻醉医生要尽可能多地了解患者的情况。麻醉医生在手术中除使患者解除疼痛、感到舒适外，同时要全程监测患者的各项生命体征，保证患者术中各重要生命体征平稳。麻醉医生必须熟悉患者的身体状况及既往疾病的治疗经过，这样才能为手术选择合适的麻醉方法和监护措施，并把目前的治疗延续到手术中。对病情的详尽了解将帮助麻醉医生对麻醉、手术中发生的异常情况作出快速、准确的判断和有效的治疗。

76. 麻醉医生为什么要了解患者的吸烟史和饮酒量？

香烟和酒精对机体的影响很大，有时甚至超过服用药物的作用。由于烟、酒对人体的心、肺、脑、肝等系统会产生不同的影响，所以吸烟、饮酒可改变术中药物的作用。酒精依赖症的患者中枢神经系统对吸入麻醉药和静脉诱导药有较高耐受性。由此可见，麻醉医生了解患者吸烟、饮酒的情况十分重要。有些患者会有所保留地告诉医生自己吸烟及饮酒的数量，要知道麻醉医生只有充分了解身体状况，才能为患者提供安全的麻醉方法，所以要对医生讲实情。

77. 手术前化疗对麻醉有影响吗？

使用化疗药后会对身体各脏器产生毒性作用，主要表现为心脏毒性（心功能不全、心律失常、心电图改变等），骨髓抑制，肝、肾、肺等脏器功能损害，胃肠道反应[1]，过敏反应等，化疗药也会与麻醉药物产生相互作用，增加麻醉和手术的风险。不过作为患者不用担心，手术医生会在化疗药物产生的不良反应基本缓解后安排手术，同时麻醉医生会根据个体的身体状态和所用的化疗药物制订相应的麻醉方案，以确保患者术中安全平稳。

78. 松动的牙齿或义齿对麻醉有什么影响吗？

麻醉医生在气管插管时可能会损伤到牙齿，导致牙齿脱落，牙齿可能会掉入气管引起窒息。所以对于活动性的或能取下的义齿，术前要求全部取下，交家属保存。特别是门齿应取下，后面的固定义齿没有关系，整口的义齿不用摘掉，戴着还可以保护牙龈，起支撑作用。明显活动的门齿，在手术前应请口腔科医生处理。

79. 患者可以选择麻醉方式吗？

对于某些手术可以考虑患者的意愿。一些手术可以采用多种麻醉方法，麻醉医生在分析手术要求和患者具体情况之后，会选择一种合适的麻醉方法，告知患者并做必要的解释。如患者对某种麻醉有自己的看法，可以对医生提出，医生会考虑患者的意见，并结合麻醉原则要求制订安全、有效、舒适的麻醉计划。

1　胃肠道反应：指化疗药物常见不良反应之一，主要表现为食欲减退、恶心、呕吐、腹胀、腹泻等。

80. 肿瘤患者通常采用什么麻醉方式?

肿瘤手术的麻醉方式有多种:吸入或静-吸复合全身麻醉、持续硬膜外麻醉、局部阻滞麻醉等。麻醉方式要结合肿瘤患者的具体情况及手术特点来选择,既要保证患者安全,还要满足手术中无痛、肌肉松弛、消除内脏牵拉反射等手术要求。目前,大部分肿瘤手术因为需要切除的范围大,对麻醉的要求较高,所以通常采用全身麻醉。也有一些小的手术采用其他的麻醉方式,如四肢表皮的小肿瘤可在局麻下完成、妇科宫颈锥形切除的手术可选用局麻强化麻醉等。

81. 全身麻醉结束后患者醒来时会有什么感觉?

一般全身麻醉恢复时,由于麻醉药物的作用还没有完全消失,患者可能会嗜睡,会有切口疼痛或咽部不适,留置导尿管者可能因为尿道受到刺激有想排尿的感觉等。通常麻醉医生在术前访视时会嘱咐患者,如果手术后麻醉恢复时出现这样的情况如何配合医生解决不适。例如,如果有导尿管可以直接排尿,如果切口疼痛医生可给予合适剂量的镇痛药。

82. 年龄不同对麻醉的反应有什么不同?

一般处于相同环境中,患者年龄越大,麻醉与手术风险越大。与年轻患者相比,老年患者常合并有糖尿病、心血管疾病、脑血管病等全身性疾病,这些高危因素会增加手术及麻醉的风险。对于老年患者，除非紧急手术，需要在手术前将患者的各项合并症尽可能控制在代偿良好的范围内，以降低麻醉风险。老年患者对于麻醉药的耐受程度、代谢都要差于年轻患者，麻醉风险增加。但麻醉和手术的风险是由多种因素决定的，如麻醉医生的经验、患者所就诊医院的综合实力等，所以手术风险应该结合环境因素综合判断，只要准备充分，给老年人做手术也可顺利完成。

83. 患者应该怎样配合麻醉和手术？

麻醉与手术能否顺利进行，除医务人员的技术水平和认真负责的工作精神外，患者配合也十分重要。

（1）要树立信心，相信医生，放松心情。过分紧张、睡眠不好可使手术当天血压波动，影响麻醉和手术。

（2）要严格按照医生的嘱咐进行准备。对医生要讲实话，尤其是全身麻醉手术前，是否吃了东西，是否发热，女性患者是否有月经来潮等都应先告诉医生，让医生考虑是否暂停手术，以免引起不良后果。

（3）进手术室前要排空大小便，戴有活动性义齿的患者要取下，以防麻醉插管时脱落，误入食管或呼吸道。不要佩戴项链、戒指等饰品。不要化妆、涂抹指甲油。不要把贵重物品带进手术室。

（4）不同的手术，不同的麻醉，所采取的体位不同。腰麻和硬膜外麻醉，需患者采取坐位或侧卧位进行穿刺操作，当医生和护士为您摆好体位后不能随意移动或改变，如有不适或疼痛可告诉医生，但不要扭动身体，否则会影响穿刺操作。

（5）有的手术要插导尿管或胃管，这些导管都会带来一些不适或疼痛，需要忍耐，千万不能随意将导管拔出。

（6）非全身麻醉手术，患者在手术台上处于清醒状态，应安静闭目接受手术，不要随意和医护人员说话，更不要胡乱猜疑医护人员的某些话，以免引起误会或枉背包袱。

84. 手术结束后患者什么时候才能被送回病房？

随着危重疑难患者施行复杂麻醉和手术的增加，手术结束并不意味着麻醉作用的消失和主要生理功能的完全恢复，再加上手术麻醉期间已发生的循环、呼吸、代谢等功能的紊乱未能彻底纠正，麻醉后仍有发生各种并发症的危险。麻醉、手术后的患者仍需要由经过专业训练的医护人员在麻醉后恢复室进行精心治疗、护理，恶心、呕吐、疼痛、血压过高或过低等并发症才能得到及时处理。全麻患者必须在完全清醒（意识清醒、肌力恢复）后，并且各重要生命体征平稳才能送至病房。对于病情危重还需要手术后持续监护治疗的患者，必须送重症监护病房治疗。

85. 麻醉后恢复室是怎么回事？

麻醉后恢复室又称麻醉后监测治疗室，负责对麻醉后患者进行严密观察和监测，直至患者的生命体征恢复稳定。恢复室紧邻手术室，以便于麻醉医生或外科医生对患者的观察及处理，如发生紧急情况也便于送往手术室进一步治疗。

手术与麻醉都会在一定程度上扰乱人体的正常生理功能，特别是对术前一般情况较差、经受全身麻醉或大手术的患者。手术后患者如存在麻醉未醒、呼吸循环功能不稳定等需要持续监护的情况，将被送入麻醉后恢复室。麻醉后恢复室内配备有专门的麻醉医生、麻醉护士及齐全的设备，能实施及时有效地监测和抢救，使患者顺利度过手术后、麻醉后的不稳定时期，保障患者的安全。

86. 什么样的患者需要到重症监护病房监护？

重症监护病房，又称为ICU（intensive care unit），原意为加强护理单位。ICU是利用各种现代化设备及先进的治疗手段（如呼吸机、监护仪、输液泵、起搏器、冰毯、胃肠外营养等），对各种危重患者进行密切观察并用特殊的生命支持手段，提高这些患者存活机会的一个特殊治疗护理病区。ICU收治对象：原则上为各种危重的急性或慢性的可逆性疾病。主要包括：①各种复杂大手术后患者，尤其术前有合并症（如合并心脏疾病、糖尿病、高血压等）或术中生命体征不稳定者（如循环呼吸不稳定、大出血以及手术创伤比较大可能出现并发症的患者）。②心肺功能衰竭的患者。③各种类型的休克。④有严重心律失常的患者。⑤严重感染、败血症、感染性休克等生命体征不稳定的患者。⑥器官移植术后。⑦各类急性脑功能障碍危重期的患者。⑧营养及水电解质及代谢严重失衡者的患者。⑨各种原因心跳呼吸骤停，心肺复苏后需进一步生命支持。⑩其他危重症需ICU监测和治疗的患者等。

87. 手术后患者该如何与医护人员配合，以利于身体的康复？

癌症和其他疾病一样，有相当数量的患者是可以治愈的。对癌症不要过分恐惧和悲观，这不但无助于治疗，相反，由于精神过度紧张和焦虑、寝食不安，会降低机体的抵抗力，对术后恢复不利。既然手术已经成功，手术后患者更应放下思想包袱，吃好、睡好，增强自身的抵抗力。

针对癌症的手术通常在全身麻醉下进行，麻醉过程中需要在患者的气管内留置一根导管，所以，手术后痰液可能比较多，为防止呼吸道感染，要尽量把痰液排出。

饮食方面也要做到荤素搭配，多补充蛋白质、维生素、矿物质等，使摄入的营养比消耗的多，以提高机体的抗癌能力。如果医生没有提出特别要求，原则上不必忌口，多吃富于营养的食物，如肉、鱼、蛋、豆类、谷类等，尤其要多吃新鲜蔬菜和水果，因其中含有丰富的维生素C，对抗癌有一定的作用。不要吸烟，不要喝酒，不吃酸、辣等刺激性食物，不吃过冷或过热的食物。

由于治疗癌症的手术通常是切除或部分切除某脏器，对生理功能损伤往往较大，因此，恢复时间可能会较长。切口愈合后应适当进行锻炼，原则是量力而行，循序渐进，持之以恒。

88. 手术后患者家属需要做些什么？

为了减轻和消除手术给患者身心带来的创伤，使患者尽快康复，往往需要患者家属、亲友的配合及参与才能获得更好的效果，可在以下几个方面发挥积极作用。

（1）心理支持：积极安慰和鼓励患者，认真倾听患者的倾诉，并给予支持和理解。帮助患者分散注意力，使患者放松心情，如帮助患者按摩、锻炼、听音乐等。保持环境的整洁舒适，并始终陪伴在患者身旁。严格遵从医嘱，对有疑虑的患者给予心理疏导，讲解治疗的重要性。

（2）切口照顾：保持局部的清洁和卫生，避免切口感染，切口拆线前尽量避免碰撞、挤压。发现切口有感染、化脓、流血等情况时应请医护人员处理。

（3）各种引流管：对引流管要注意是否通畅，观察其引流量、引流液的颜色与性状。在患者翻身或下床活动时则应固定好引流管，防止其脱落。

（4）饮食方面：术后饮食应严格遵守医务人员的嘱咐。消化道术后等胃肠道功能恢复后，饮食初期应为流质饮食、半流质饮食，如牛奶、稀饭、藕粉、红枣粥、肉汤等，继而是易吞食、易消化、营养丰富的软食，如面包、馄饨、面条等，配以肉、鱼、蛋、豆制品、蔬菜、水果等，对部分虚弱或胃肠功能不足的患者应采用少量多餐的方式。部分患者可根据需要给予要素饮食[1]。

（5）早期活动：术后活动可以分床上活动和离床活动两种。床上活动主要是为患者翻身、拍背、按摩腿部或进行上下肢活动。为带有输液管或其他导管的患者翻身时，应保护好导管以免脱落，翻身后检查各导管是否扭曲、折叠，注意保持管道通畅。尽早离床活动可以增

---

1 要素饮食：一种化学精制食物，含有全部人体生理需要的各种营养成分，易于吸收，包含游离氨基酸、单糖、主要脂肪酸、维生素、无机盐类和微量元素。主要特点是无需经过消化过程即可直接被肠道吸收和利用，为人体提供热能及营养。

加肺通气量，有利于气管分泌物的排出，减少肺部并发症；促进血液循环，防止静脉血栓的形成；促进肠蠕动恢复，腹部手术患者减少肠粘连；有利于患者排尿，防止尿潴留。患者担心活动会使疼痛加重，甚至怕切口裂开。因此，应帮助患者消除顾虑，并协助其活动。离床活动应在患者的病情稳定后才进行，在护士或陪护家属的协助下，先让患者在床边坐几分钟，无头晕不适者，可扶着患者沿床缘走几步，患者情况良好时可进一步在室内慢慢走动，最后再酌情外出散步。

89. 手术后切口疼痛怎么办？

切口疼痛是许多患者最担心的问题之一，切口疼痛是人体应激反应的一个重要表现，是一种正常的生理心理活动。疼痛的程度与切口大小、手术部位等有关，与焦虑情绪也密切相关，焦虑情绪越严重，机体的痛阈[1]越低，心理上高度恐惧的患者对疼痛的敏感性增高。由于每个人对疼痛的敏感性不同，疼痛的程度因人而异。随着医学的发展，已经可以解除或减轻患者术后疼痛。通常有两种方法减轻创口疼痛：一种是在静脉或硬膜外腔留置手术后镇痛泵注药，该方法可以持续、平稳地减轻疼痛；另一种是在疼痛剧烈时肌内注射镇痛药。疼痛最明显的是手术后48小时内，以后渐渐缓解。术后早期建议根据患者的情况酌情使用镇痛药物，这可以减轻疼痛不适，以及由疼痛产生的焦虑、抑郁情绪，改善患者睡眠，有利于患者术后早期的恢复。但镇痛药物也有不良反应，如恶心、呕吐，减慢胃肠道功能的恢复，给药过量甚至有抑制呼吸的风险。所以对于镇痛药物建议按需、术后早期

---

1 痛阈：引起疼痛的最低刺激量。痛阈的高低因人而异，且受多种因素影响，比如年龄、性别、性格、心理状态以及致痛刺激的性质等。

给予，并尽早停用。

90. 手术后疼痛对患者有什么影响？常用的术后镇痛方法有哪些？

手术后疼痛可引起患者心率增快、血压升高等症状；患者还可因疼痛无法或不敢用力地咳嗽，可能会导致肺部并发症；疼痛导致的胃肠蠕动减少会使胃肠功能恢复延迟；疼痛造成的肌肉张力增加、肌肉痉挛、限制机体活动等会促使深静脉血栓形成；疼痛还可导致失眠、焦虑、恐惧等情绪障碍。手术后疼痛控制不佳是发展为慢性疼痛的危险因素。

目前，常用的术后镇痛方法是放置术后自控镇痛泵，给药途径有3种。①经过静脉途径：通道接在静脉内给予镇痛药。②经过硬膜外途径：通道接在硬膜外腔给药。③经过皮下或神经根途径：通道接在皮下或神经根给药。一般无需借助手控开关，自动开关给药即可满足患者需求。个别疼痛阈较低的患者可加用手控开关，根据疼痛的程度患者可自行按压手控开关增加镇痛药物的剂量。手术后患者自控镇痛泵更容易维持最低有效镇痛药浓度，且给药及时、迅速，基本解决了患者因为个体差异对于镇痛药的需求，有利于患者在任何时刻、不同疼痛强度下获得最佳镇痛效果。

91. 手术后恶心、呕吐与麻醉有关吗？

麻醉中应用的一些药物会导致术后恶心、呕吐，女性患者发生概率高于男性。同时部分肿瘤患者术中会在病变部位（盆腔或腹腔内）

应用一些化疗药物，这也会导致术后恶心、呕吐。预防性的应用止吐药物会减少其发生概率，也会改善恶心、呕吐的症状。

92. 手术后患者为什么要穿弹力袜？

手术时间长、术后患者卧床等，都可能造成手术后下肢静脉血栓的发生。此外，恶性肿瘤、肥胖、高龄、留置中心静脉导管等也容易导致下肢静脉血栓的形成。局部可能出现的症状包括肿胀、疼痛或压痛、静脉曲张等。术后穿弹力袜，通过逐级递减的压力利于下肢血液回流，可有效预防下肢静脉血栓的发生。

93. 怎样正确地穿弹力袜？

（1）护士根据患者体型选择合适尺寸的袜子。弹力袜分两种长度，一种是腿长型，适合卧床的患者；一种是膝长型，适合能够下地活动的患者。手术后的患者，根据病情由腿长型逐渐过渡到膝长型。

（2）手术当天早晨，护士为患者穿好弹力袜，再送患者去手术室；或手术后回病房，立即为患者穿上弹力袜。

（3）早上起床前，躺在床上穿袜子；如已起床，让患者重新卧床，抬高下肢10分钟后再穿。保证穿好的弹力袜平整、无皱褶。

（4）每天可以脱下弹力袜两次，建议早晚各一次，检查下肢皮肤情况；但每次脱袜时间不宜超过30分钟，休息活动片刻后请再次穿上弹力袜。经常检查袜子有无皱褶、滑落，以免影响效果。

94. 弹力袜如何保养？

弹力袜需保持清洁，应用温水、中性皂液手洗，清洗时不要用力过猛，避免损害特殊弹性纤维。请勿使用漂白剂、热水或洗衣机清洗，清洗后吊挂或平铺阴干，避免阳光曝晒损伤袜子。请勤剪手脚指甲，在干燥的季节要预防脚后跟皮肤皲裂，特别注意在穿或脱弹力袜时避免刮破弹力袜。此外还要经常检查鞋内是否平整，防止杂物造成弹力袜不必要的磨损。

95. 手术后患者如何进行活动？

由于手术创伤的打击、精神和体力的消耗，加之有的患者害怕起床活动会影响切口愈合，一般患者手术后都愿意静卧休息。其实，早期活动可使患者机体各系统功能保持良好的状态，预防并发症的发生，促进术后身体的康复，那么早期活动有什么好处呢？

早期活动可以增加患者的肺活量，促进呼吸和肺扩张，可减少肺炎、肺不张的发生；促进血液循环，防止下肢静脉血栓形成；避免因肢体肌肉不活动而导致的肌肉萎缩；促进胃肠蠕动和排气，减轻腹胀和便秘；促进膀胱功能恢复，避免排尿困难；活动还可以增进患者食欲，利于身体康复。

一般妇科手术后当天，患者即可在床上进行深呼吸、四肢屈伸活动及在他人协助下翻身。次日可在他人协助下床边扶坐，无不适可扶床站立，室内缓步行走。活动时要掌握循序渐进、劳逸结合的原则，逐渐增加活动范围和活动量。避免没有准备而突然站立。如感觉头晕、心悸、出虚汗、极度倦怠，应及时休息，不可勉强活动。

96. 手术后近期饮食注意事项有哪些？

手术过后的饮食非常重要，稍有不慎不仅会影响患者的康复，还可能带来更多的损害，因此，手术后保持营养的均衡是非常重要的，各种外科手术过程中一般都有出血或组织液渗出，因此很可能会造成贫血及低蛋白血症，同时，疼痛、创伤及手术中的刺激会导致营养物质消耗的增加。所以手术后通过饮食保持营养均衡是术后切口愈合、体力恢复所必需的。在食物的选择方面有两个注意事项。

（1）保证饮食的多样性：手术后要多进食营养价值比较高、清淡而又容易消化吸收的食物，尤其是优质动物蛋白；其次是补充微量元素；再次是各种维生素及纤维素的补充，它们可以增加抗感染的能力，而维生素A、维生素C、维生素E还可以促进切口愈合（见272问）；避免食用猪油、动物内脏、鳗鱼，少吃肥肉及含胆固醇较高的海鱼等，避免烟、酒及浓茶等。

（2）根据手术类型与患者病情选择食物：不同的手术类型在选择食物时也有不同的侧重点。消化系统疾病手术后饮食宜清淡，这时考虑的是利于胃肠道的功能重建和恢复，一些蛋白粗纤维或植物粗纤维则应慎重摄入；术后第1天不宜进食牛奶、豆浆等易胀气的食物。能正常进食时，应给予熟烂、嫩、软、少渣以及营养搭配合理的食物。切忌为让患者增进食欲而投其所好，进食辛辣、富含脂肪或煎炸的食物。妇科手术后宜选择性温热的食物，来促进体力恢复。可用牛肉、鸡肉、鸽肉等高蛋白动物性食物作为主料，而适量减少碳水化合物的比例。

97. 手术后如何进行饮食恢复？

手术后饮食是否恰当关系到患者是否能够顺利恢复，手术后何时开始进食、采取何种饮食为宜，要根据患者手术类型、麻醉方式和患者恢复的具体情况而定。进食过早还有可能引起并发症，但进食过迟也是有害无益的。

术后当天：一般妇科手术后待患者麻醉完全清醒后即可少量饮水。

术后第1天：通常妇科手术后第1天可试进食米汤、汤水等流食。

术后第2～3天：多数患者手术后第2～3天开始恢复肛门排气（俗称放屁），腔镜微创手术可能肛门排气更早如术后1～2天，这表明肠道的功能开始恢复。当肠道功能恢复、肛门排气后，可按医嘱开始进食半流质食物（如米粥等）；第四阶段为软饭或普通饭。然后逐渐增过渡至全量正常饮食。

要注意，对同时有胃肠切除吻合或有消化道修补者，则应根据术后恢复情况并听从医生嘱咐逐步恢复肠内营养。

98. 癌症患者手术后多久能拆线？影响切口愈合的因素有哪些？

手术后一般切口愈合拆线的时间是：头面部4～5天，腹胸背部7～12天，四肢12～14天。卵巢癌开腹术后7～9天可以拆线。

影响切口愈合的因素有很多，包括：①年龄（特别是老年人，愈合速度会慢）。②切口存在感染或污染。③患者合并贫血（出血性及慢性）。④营养状况（营养不良或肥胖；缺乏维生素A或维生素C，以及微量元素锌、铁或铜）。⑤合并其他疾病（如肝硬化、血管性疾病、糖尿病、慢性肺病、尿毒症等）。⑥药物史（特别是类固醇药物）。⑦放疗及化疗。⑧缝合方法、引流、异物等。⑨饮食调养情况（如烟、酒、辛辣饮食）。

99. 手术后患者多长时间可以洗澡？

一方面，要看切口的愈合情况，一般愈合良好、无红肿疼痛化脓等，拆线3～7天就可以洗澡了。洗澡时需注意水温适宜，不要用力揉搓切口，切口局部也不应浸泡时间过长，毕竟局部刚愈合切口皮肤较薄，且长时间浸水容易引发感染，一般主张采用淋浴的方式，避免盆洗或泡澡。另一方面，体弱的患者洗澡时需有人陪伴，且时间不宜过长。

100. 如果出现术后并发症，患者和家属应该怎么办？

虽然外科技术已日臻完善，大多数患者手术后都可顺利康复，但仍有少数患者会发生各种不同的并发症。从总体上可将术后并发症分为两大类：一类为一般性并发症，即各专科手术后共同的并发症，如切口感染、出血和肺炎等；另一类为各特定手术的特殊并发症，如肠切除术后吻合口瘘等。

并发症指某一种疾病在发生发展过程、治疗和护理过程中，发生与这种疾病有关的另一种或几种疾病。《医疗事故处理办法》中规定的"难以避免的并发症"，指诊疗护理过程中，由于一种疾病合并发生另一种疾病，而后一种疾病的发生是医务人员难以预料和防范的。这说明一种疾病并发另一种疾病所导致的不良后果并非由于医务人员的诊疗护理过失所致，因此不属于医疗事故。目前，我国法律对医疗损害的归责采用过错责任原则，即医疗机构及其医务人员只有在对医疗损害的发生存在医疗过错的情况下才承担民事责任，无过错即无责任。因此，出现并发症后应注意以下几点。

（1）对手术前签订的知情同意书要充分了解，因为这时医生对术后并发症会详细告知，患者和家属有了思想准备，出现并发症不会太意外和突然。

（2）向医生了解并发症的严重程度，做好物质上、心理上等准备，并积极配合医生的治疗。

（3）相信医生，因为出现并发症后医生也会着急并积极处理，需要得到家属和患者的信任和理解。

（4）稳定情绪，不要对医护人员产生埋怨的情绪，因为并发症的处理和治愈仍然需要医护人员的努力，对需要外请会诊医生会诊的要积极配合。

101. 尿管拔除后患者不能自解小便，该怎么办？

绝大多数患者拔除尿管后可自行解小便，但有少数患者尿管拔除后不能自解小便，引起这种现象的原因可能有患者不习惯床上解小便、留置导尿管导致尿道黏膜水肿或膀胱敏感性降低等，通常都是暂时性的。建议患者首先要放松紧张情绪，不要太急躁，也可以由家属搀扶患者下床试试，或用热毛巾热敷或手按摩下腹部，或有尿意时听流水声。必要时护士会帮助患者先进行膀胱训练后再拔除导尿管。

102. 手术后患者为什么会出现发热现象？

通常在手术后3～5天，患者体温会有轻至中度的升高，通常体温在38℃左右，这是机体对手术创伤的一种正常反应，一般不需要特殊处理。如果体温高于38℃或患者对体温升高感觉不适，可给予温水擦浴、冰袋冷敷等方法进行物理降温。一般在手术后3～5天体温可以逐渐恢复正常。但如果术后体温升高持续不降或术后3～5天体温恢复正常后又升高，则有可能是发生了切口等部位的感染或其他并发症，医生会查找原因，并进行相应的处理。

103. 患者带尿管出院需要注意什么？

有些患者术后需要带尿管出院，自行护理需要注意以下几个方面。

（1）导尿管留置时，为避免感染及尿管阻塞，请务必多喝水，每日至少2000ml，以增加排尿量；每日尿量至少维持在1500ml，以稀释尿液及产生自然冲洗力。

（2）集尿袋引流位置须在您的尿道口以下位置，以充分引流尿液，同时避免因尿液反流造成的尿路感染，但勿放置于地上，可用别针固定于裤腿膝盖上下位置。

（3）导尿管与集尿袋接头应保持密闭，以防受污染。

（4）每日消毒会阴部、尿道口，解完大便后需注意清洁。

（5）导尿管和集尿袋管子不可扭曲或受压，以防阻塞。宜穿宽松透气的内衣，且不可拉扯，以防出血。

（6）尿量超过集尿袋一半时需要倒尿，并随时观察尿液颜色、量及浑浊度。

（7）如发现尿道口有发红、肿痛、分泌物增加等症状，及时到医院就诊。

（8）集尿袋与尿管的更换需遵循医务人员指导。

104. 手术后身上带引流管的患者需要注意什么？

要注意引流管不能打折、牵拉，确保引流通畅。当患者可以下床活动时，可以把引流袋用别针别在病号服外，但要注意的是，引流袋的位置要低于引流管口，避免引流液反流造成感染。患者活动后回到病床，引流管要妥善固定，引流管的适宜长度以患者在床上能自由翻身活动不易拉出为标准。

105. 妇科肿瘤手术后为什么会出现外阴水肿？

有些卵巢癌、宫颈癌等妇科恶性肿瘤手术后患者会出现外阴水肿，早晨下床前较轻，下床活动后加重。人体除血液在不断的循环外，还有一种体液叫做淋巴液，淋巴液在淋巴管中从腿部向胸部流动循环。卵巢癌、宫颈癌等手术后一段时间淋巴的流动会受到影响，特别是做了盆腹腔淋巴清扫的患者，导致淋巴液回流不畅，发生外阴水肿。一般经过人体自身的恢复或通过医护人员的一些处理，如用硫酸镁进行湿敷等，外阴水肿会好转。

106. 什么是下肢静脉血栓？卵巢癌患者手术后容易发生静脉血栓吗？

血液在腿部的静脉内不正常地凝结、阻塞管腔，导致静脉回流障碍，这就是下肢静脉血栓。卵巢癌作为一种恶性肿瘤，患者血液处于高凝状态。其次卵巢癌往往有盆腔肿物、腹盆腔积液，造成腹腔压力升高，影响静脉回流。卵巢癌手术时间长，术后患者需卧床，手术破坏了腹部一些血管，影响下肢静脉血回流到心脏等，这些都是造成卵巢癌手术后容易发生下肢静脉血栓的原因。另外，还有一些原因容易导致下肢静脉血栓的形成，如肥胖、血栓史、下肢静脉曲张、留置中心静脉导管等。

107. 卵巢癌患者带着引流腹水或腹腔化疗留置在腹部的管子出院，应该如何护理？

卵巢癌患者通常可能因为引流腹水或腹腔化疗而在腹腔内留置管子，带管出院后应该注意以下几点：①保持引流管穿刺点处的敷料干燥、清洁，避免穿刺点的感染。②勿牵拉引流管，妥善固定引流管，防止脱出。③穿刺点的敷料应定期更换，或当敷料不能贴合于皮肤、穿刺点红肿、腹腔内的液体经穿刺点渗出，患者应该去医院就诊，更换敷料。

108. 卵巢癌患者手术后感觉腹内有气，腹胀怎么办？

卵巢癌手术通常切口较大，切除范围广，因此容易出现肠粘连。此时常见症状就是经常腹胀、排气不畅等。应尽量保持大便通畅，可以顺时针按摩腹部、适量行走、适量饮食等促进排气，逐渐恢复肠道功能。但如果出现严重腹胀，甚至停止排气排便，则可能发生肠梗阻，及时和医生沟通，需根据医生的医嘱进行如腹平片检查，如确诊肠梗阻，需禁食、输液及下胃管进行胃肠减压等处理。

109. 什么是淋巴水肿？卵巢癌术后为什么容易发生淋巴水肿？

除了血液循环系统，人体还存在第二套循环系统，即淋巴循环系统，它由淋巴结、淋巴管和淋巴液组成，遍布全身，淋巴液通过淋巴结在淋巴管内不停地循环。与血液不同，淋巴液不含红细胞，因此透明无色，淋巴管也是无色的。如果淋巴循环系统发育异常或受损，就会导致淋巴液无法正常循环，在组织间隙滞留，从而引起包括组织水肿、慢性炎症和组织纤维化等一系列病理改变，称为淋巴水肿。

卵巢癌的手术，为了将肿瘤切除干净，可能会清扫肿瘤附近的淋巴结，如切除盆腔、腹主动脉旁淋巴结，则淋巴系统管路被阻断，造成下肢淋巴回流障碍，无法回流的淋巴液会滞留在组织中，形成淋巴水肿。虽然淋巴管有一定的再生功能，但还是有很多术后患者会发生淋巴水肿。有数据表明，4.7% ～ 30.4%的卵巢癌患者会在治疗后出现下肢淋巴水肿。

110. 下肢淋巴水肿会给患者带来哪些问题?

淋巴水肿早期,水肿肢体是柔软的,水肿通常也是可逆的,如不及时有效干预,淋巴水肿会持续进展,可能带来的危害包括:患肢肿胀增粗,影响形象;肢体功能下降,患者难以独立完成日常活动,严重者还可致畸、致残,严重影响生活质量;水肿皮肤免疫力下降,易发生感染,感染会进一步加重淋巴水肿,导致频繁发作、迁延不愈的淋巴管及周围组织炎症(丹毒和蜂窝织炎)。

111. 关于下肢淋巴水肿患者应该注意哪些?

下肢淋巴水肿一旦发生,难以治愈,所以重在预防。如果能避免一些与淋巴水肿的发生有密切因果关系的诱因,就有可能阻止淋巴水肿的发生。

(1)提高机体抵抗力,避免过度疲劳。

(2)避免肥胖:肥胖是导致下肢淋巴水肿发生的原因之一,患者应维持健康的生活方式,合理营养,注重体重管理。

(3)衣物要求:宽松舒适,保暖,不穿紧身裤。

(4)做好皮肤护理,保持皮肤完整性:①保持皮肤清洁,常换鞋袜。②使用无刺激的护肤用品,防止皮肤干燥、皲裂。③勤修剪指甲,防治甲沟炎。④积极治疗足癣,减少感染并发症。⑤防止蚊虫叮咬、皮肤损伤。⑥避免在术侧下肢进行针灸、用力按摩等操作。⑦避免下肢皮肤接触过冷或过热的刺激,不蒸桑拿,泡脚水温控制在42℃以下。

（5）运动管理。

1）每天都在能力允许的范围内保持身体适当活动，避免长期不运动，避免长久坐姿。

2）相关文献证明：适当的运动、功能锻炼有助于预防下肢淋巴水肿的发生，或减轻下肢淋巴水肿的症状。但需要注意，功能锻炼应该根据个人情况制订相应的运动方案，并在专业人员的帮助和监测下进行。可以选择有氧运动、抗阻运动、柔韧运动以及活动关节的运动，如快走、慢跑、跳舞、瑜伽、太极拳、卧位直腿抬起等。如果皮肤受损或有切口，不建议进行水上运动。运动结束后，建议患者卧位休息，抬腿45°，休息10分钟。运动期间如果出现水肿加重或肢体不适，应停止运动并且咨询相关人员。

3）避免运动量过大、过长。

4）运动量较大或时间较长（如较长时间的行走、爬山）时，建议穿着弹性裤袜保护，避免在没有穿着2级或3级弹力袜或绷带的情况下做剧烈或长时间的运动。

（6）有下列情况也需穿着压力等级为2级或3级的专业预防淋巴水肿的医用弹力袜：①坐飞机长途旅行时。②有静脉曲张瓣膜功能不全病史者。

妇科恶性肿瘤手术后患者发生水肿的时间差异很大，水肿可以发生在手术早期，也可发生在术后数年甚至数十年才出现病症。所以，预防下肢淋巴水肿是一个长期任务。

（7）淋巴水肿发生初期，治疗效果最佳，早诊、早治是控制疾病发展的关键。患者出现早期症状，应尽快就医。

1）出现下肢红、肿、热、痛等皮肤感染症状。

2）发生下肢水肿，两侧下肢腿围有差异，特别是早晨症状轻，傍晚症状重。建议患者定期监测并记录腿围：使用软尺，测量足背最高点处的足围、脚踝处围度，足踝关节最高点至大腿根部每10cm的腿围度。

3）感觉常穿的鞋子变紧。

112. 针对早期或晚期卵巢癌手术方案相同吗？

病情早晚即不同期别卵巢癌的手术方案是不同的。

早期卵巢癌局限于卵巢或仅播散到盆腔，需要"全面分期手术"，判断是否有潜在的更为广泛的转移以及是否需要术后辅助化疗；年轻患者则考虑是否能保留生育功能。

晚期卵巢癌，也就是说肿瘤播散到多处盆腹腔组织，此时的手术方式应采用"肿瘤细胞减灭术"，即尽可能将盆腹腔肿瘤全部切除。如受病变范围等因素影响肿瘤无法切除，可先化疗3个周期左右，考虑行"中间肿瘤细胞减灭术"切除病灶。

113. 卵巢癌全面分期手术包括哪些内容？

当手术探查时，虽然肉眼看肿瘤只局限于卵巢，但其实已有很多发生卵巢外转移，肿瘤已潜在播散到多处盆腹腔组织或腹膜后淋巴结。因此全面分期手术十分重要，它决定进一步治疗方案的制订，既能使已经转移患者接受辅助化疗，又能使部分低危患者免受不必要的化疗。该手术包括以下方面。

（1）充分显露腹盆腔，观察并触摸腹盆腔脏器、腹膜和网膜，明确有无肿瘤病灶存在。

（2）取腹水或腹腔冲洗液行细胞学检查。

（3）所有可疑病灶或粘连部位活检。

（4）全子宫、双附件和大网膜切除（如病情允许且需保留生育功能，在向患者及家属说明风险情况下，可予保留健侧附件及子宫）。

（5）腹膜多点活检（包括膀胱返折腹膜、直肠子宫陷凹、两侧结肠旁沟等处）。

（6）盆腔和腹主动脉旁淋巴结切除或活检术。

（7）根据术中所见及病理类型决定是否需要切除阑尾。

114. 什么是卵巢癌满意减瘤术？

卵巢癌减瘤术又称肿瘤细胞减灭术，即尽可能切除卵巢癌的原发病灶和转移病灶，争取达到肉眼无残存肿瘤，必要时可能需切除部分肿瘤累及的肠管、肝、脾等脏器。如果手术达到单个残余肿瘤直径＜1cm，称为卵巢癌满意减瘤术。如手术中残留较大的肿瘤病灶，也可等术后进行辅助化疗，必要时给予行3～6个周期化疗再次减瘤术。

115. 为什么经常有人说卵巢癌手术做不干净？

卵巢癌通常早期没有特异症状，大多数是因为腹胀、腹水就医，但这时通常多数患者（70%）已为晚期，也就是说肿瘤已播散到多处盆腹腔组织。表现为盆腹腔腹膜、肠壁及肠系膜表面散布大小不等的肿瘤结节，如小米粒、芝麻粒、大米粒、黄豆粒等。这些结节大部分可以被清除，而一些很小的粟粒样结节，如范围非常广泛是无法切除干净的，这类病灶可以待手术后化疗。

另外，有些病灶的切除可导致重要器官的损伤而严重危及生命，此时只能选择残留肿瘤而保全患者的生命，术后根据病理检查结果做化疗；或待残存肿瘤化疗明显缩小后再行二次手术。

116. 卵巢癌手术能不能用腹腔镜进行？

目前，卵巢癌手术通常为开腹手术，但有些情况可考虑用腹腔镜手术。对于初次手术不全面且又无明显残存肿瘤需补充分期手术者，可以进行腹腔镜手术重新分期；诊断困难且怀疑卵巢癌者术前腹腔镜探查等。另外，随着腔镜技术的发展也在尝试更多的微创方式。腹腔镜手术有创伤小、出血少、恢复快等优势，但并不是所有患者都适合腹腔镜手术，需根据患者病情、年龄、是否有合并症等决定。

117. 卵巢癌患者能不能只化疗、不手术？

卵巢癌的治疗原则为能做手术者尽量手术，对于初次手术无法满意减瘤者，可在取得病理或细胞学诊断的基础上，先行化疗后行手术。目前切除原发灶的意义是很明确的。如果只化疗不手术切除病灶，不仅复发快，而且也容易出现化疗耐药。因此，对于没有手术禁忌的患者，都应接受一次手术治疗。

118. 卵巢癌患者手术时是否需要切除阑尾？

卵巢癌手术不一定常规切除阑尾，但如果卵巢癌播散广，在阑尾表面及系膜已经有肿瘤侵犯，则需做阑尾切除术。另外，如果病理报告为卵巢黏液癌，此时原发部位除卵巢外，还可能原发于阑尾，对于手术中探查后无法排除阑尾原发的病例，也需要行阑尾切除术。而其他情况则无需常规切除阑尾。

119. 卵巢癌手术为什么会损伤肠管，甚至需要人造肛门？

晚期卵巢癌有大量盆腹腔转移灶，通常侵犯肠管及其系膜。如果侵犯很浅，仅行剥除肿瘤即可，不会带来严重损伤。但如果侵犯很深，甚至侵透肠壁，则需要行肠切除、肠修补、肠吻合。如果肿瘤侵犯直肠，而且距离肛门很近，则可能因切除肿瘤而导致直肠损伤较大，如果做肠修补易出现肠瘘或切缘距肛门过近而无法吻合需行改道术，即建人造肛门。当然，有时进行的是预防性人造肛门，等待一段时间让损伤的肠管完全长好后，再次进行手术重新行肠吻合术。

120. 卵巢癌患者手术后过性生活会不会引起肿瘤复发？

卵巢癌的病因仍不明确，但与性生活无关。无论是否保留生育功能，术后均可以过性生活，复发与之无关。而切除子宫后因阴道残端缝合需要一段时间愈合，通常在术后2～3个月阴道残端切口愈合后开始性生活为宜。

121. 卵巢癌患者有胸腔积液及腹水（晚期卵巢癌）时能不能先做手术？

有胸腔积液和腹水的晚期卵巢癌患者能否先做手术，主要取决于盆腹腔肿瘤能否满意减瘤及患者是否耐受手术。如果影像学和妇科检查显示肿瘤无法满意切除，胸腔积液明显影响呼吸、根本无法耐受手术，在取得病理或细胞学的检查结果后，可先行新辅助化疗。待肿瘤明显缩小，胸腔积液、腹水明显减少，一般状态好转后再行手术。如果胸腔积液或大量腹水不影响手术，且能满意减瘤者，原则上仍以先手术为好。

122. 针对卵巢癌肝转移或肺转移患者做手术有效吗？

晚期卵巢癌发生肝转移或肺实质转移者较少见，如果全面检查发现肝内或肺内转移肿瘤仅为孤立的或可切除的病灶，可以手术切除；如果为双肺或肝内的多发病灶，而又无法手术切除则可行化疗，部分患者化疗有效。晚期卵巢癌出现胸腔积液则较常见，此时通常为胸膜转移，无法手术治疗，但通过全身或局部（胸腔注药）的有效化疗，部分患者是能够控制病情的。

123. 针对卵巢恶性生殖细胞肿瘤患者怎么进行手术治疗？

手术基本原则是无论期别早晚，对于年轻、有生育要求的患者，只要对侧卵巢和子宫未受肿瘤累及，首次手术时行单侧附件（单侧卵巢和输卵管）＋大网膜切除、腹膜多点活检等全面分期手术或减瘤术，可以保留正常侧附件和子宫。对复发能行减瘤手术患者，首选手术治疗。复发不能手术患者，可先做化疗1 ～ 3个周期，待肿瘤缩小后再行减瘤术。

124. 孕期发现卵巢恶性生殖细胞肿瘤该怎么办？

孕期合并恶性生殖细胞肿瘤，其中多为卵黄囊瘤或无性细胞瘤，肿瘤多数为早期。怀孕合并卵巢恶性生殖细胞肿瘤目前无标准处理方案，文献报道大多为小组病例报道。孕早期，流产后按标准方案治疗；孕中期可行手术切除肿瘤，术后开始化疗，化疗2～5个周期直至分娩，或术后不化疗等分娩后再化疗；孕晚期肿瘤，可等分娩后治疗或积极规范化疗。怀孕合并卵巢恶性生殖细胞肿瘤的预后目前无肯定的答案，与卵巢恶性生殖细胞肿瘤的类型有关。

125. 恶性卵巢性索间质肿瘤该如何治疗？

性索间质肿瘤中为恶性的有卵巢颗粒细胞瘤、部分支持间质细胞瘤和极少数恶性卵泡膜细胞瘤。恶性卵巢性索间质肿瘤的治疗以手术为主，术后对于早期低危的患者可以进行定期观察，而对一部分高危、晚期的恶性卵巢性索间质肿瘤术后需要辅助治疗。

126. 卵巢颗粒细胞瘤患者可以保留子宫和健侧卵巢吗？

由于卵巢颗粒细胞瘤对化疗敏感，且早期患者预后较好，所以，对于较早期（ⅠA或ⅠC期）、单侧患病、有生育要求的年轻患者，可以考虑行保留生育功能的全面分期手术，即切除患侧卵巢输卵管、大网膜，腹膜多点活检。

127. 对于卵巢交界性肿瘤患者的手术，需要采取不同的方式吗？

卵巢交界性肿瘤的手术方式应根据患者的生育需求进行选择。对于有生育需求的患者可保留生育功能，即切除患侧卵巢及输卵管而保留子宫、对侧卵巢及输卵管。在此基础上，应对患者进行全面手术探查分期。而对于无生育需求的患者而言，则应切除全子宫及双侧附件，并进行全面手术分期。需要指出的是，尽管盆腔淋巴结清扫术[1]以及大网膜切除有助于明确分期，但有研究发现这两个手术步骤对提高总体生存期的作用仍不肯定。

128. 卵巢交界性肿瘤患者在什么情况下可以保留生育功能？

根据目前诊治指南，若患者有生育需求，Ⅰ～Ⅳ期卵巢交界性肿瘤患者均可考虑保留生育功能。应指出的是，部分患者保留生育功能可能出现复发率的增高，且这一趋势随着肿瘤分期的增高而增高。一项国外的大宗病例分析发现，保留生育功能的Ⅰ期患者复发率为15.2%，Ⅱ～Ⅲ期患者为40%；而与之相对比，不保留生育功能的Ⅰ期及Ⅱ～Ⅲ期患者的复发率分别为2.5%及12.9%。因此，对卵巢交界性肿瘤患者保留生育功能应采取积极而审慎的态度。

---

1 淋巴结清扫术：把肿瘤相关引流区域内的淋巴组织及周围的脂肪等组织完整切除的手术方式。常用于恶性肿瘤的治疗。

129. 卵巢癌手术后没有残存肿瘤，为什么还会复发？

卵巢癌易在盆腹腔种植和扩散，或通过血液、淋巴系统转移。手术后没有肉眼残存肿瘤不代表不会复发，但预后要比有残存者特别是无法满意减瘤者好。因为恶性肿瘤的生物学行为易侵袭和转移，非肉眼能看到的病变即使应用目前最好的治疗手段还难以根治。另外，10%以上的卵巢癌患者对化疗原发耐药（先天耐药），即化疗后无效或短暂有效后病情又进展；有的肿瘤的恶性程度高，即便是早期，也容易出现复发、转移。

130. 什么样的复发性卵巢癌患者可以选择手术治疗？

复发性卵巢癌手术治疗情形比较复杂，若能行满意的再次肿瘤细胞减灭术，术后再辅助化疗疗效较佳，但再次手术难度相对较大。经医生评估有手术切除可能，一般在前次化疗停药至少6～12个月且患者一般情况较好，这些患者可能手术效果较好。其他如患者出现肠梗阻或肠瘘、保守治疗无效，可考虑进行缓解症状的姑息性手术。

131. 年轻女性得了卵巢癌能不能保留生育功能？

目前，肿瘤患者年轻化趋势日益明显，因此，有很多患卵巢癌的育龄期妇女尚未生育，希望保留生育功能。卵巢癌保留生育功能手术指保留子宫和健侧附件（附件包括输卵管和卵巢）的卵巢癌手术。研究表明，如为早期卵巢癌保留生育功能，其复发及转移概率较不保留者略有增高，因此，建议患者在完成生育功能后根据具体情况考虑再次手术切除子宫和附件。

另外，在卵巢上皮癌中，大约15%"正常表现"的对侧卵巢隐藏有显微镜下肿瘤，因此，对于上皮癌患者是否保留生育功能目前仍存有争议。I期卵巢癌、肿瘤包膜完整、卵巢表面无肿瘤生长、腹腔冲洗液细胞学阴性、分化程度1～2级为卵巢上皮癌保留生育功能手术的首要条件。只有符合以上条件而且坚决要求保留生育功能的患者，在明确告知风险的情况下才予保留。如果全面分期术后最终组织学诊断提示不符合上述条件者，或有复发或转移的高危因素，则应及时补充手术。

对于有生育要求的卵巢生殖细胞肿瘤、性索间质肿瘤、交界性肿瘤患者可考虑行保留生育功能手术。同样，术后应定期随访，在患者生育后仍需考虑行子宫及对侧输卵管和卵巢切除。

132. 卵巢癌患者做保留生育功能手术后，什么时候可以怀孕？

如术后无需化疗，一般术后1～2个月可以怀孕，如需术后化疗，需在化疗结束6个月后准备怀孕。怀孕前需到正规医院行孕前检查。

133. 卵巢癌患者行保留生育功能手术后，如果受孕失败，是否可行辅助生殖技术助孕？

目前，关于这方面的研究较少。辅助生殖技术中所采用的促排卵药、人绒毛膜促性腺激素（hCG）、黄体酮等均为激素类药物，其可能导致肿瘤复发，因此，建议患者去专科就诊咨询。一般情况下，不建议此类患者行辅助生殖技术助孕。

134. 怀孕期间发现卵巢肿瘤怎么办？能不能等生产时同时解决？

怀孕期间发现卵巢肿瘤者并不少见，孕期卵巢肿瘤较非孕期危害大，孕早期肿瘤嵌入盆腔可引起流产；孕中期肿瘤易发生蒂扭转需急诊手术；孕晚期若肿瘤较大，可导致胎位异常等。因此，在确定孕期有卵巢肿瘤存在时均应手术切除为宜。但如果孕早期进行卵巢肿瘤手术，引起流产的机会较大。而孕晚期进行卵巢肿瘤手术，又会由于胎儿生长较快，使腹部切口不容易愈合，且胎儿有早产的风险。所以孕合并卵巢肿瘤时，在孕中期进行手术最合适。如果在孕晚期才发现单侧、活动、囊性肿瘤，可待剖宫产同时进行手术，其间应密切观察肿瘤情况。如果为卵巢癌或囊性肿瘤疑有恶变，均应及时手术、不宜等待，以免危及患者生命。

135. 复发性卵巢癌患者的手术方式如何？

复发卵巢癌没有固定手术方式，根据肿瘤复发部位及病情决定，最大限度地切除肿瘤。必要时需要联合腹部外科或泌尿外科等协助手术切除肿瘤转移灶及受累脏器，如肝部分切除、脾切除、部分膀胱切除、部分肠切除、肠吻合甚至结肠造瘘术等。

136. 卵巢癌患者手术后能否长期补充激素？

目前，尚没有具体文献数据说明卵巢癌患者手术后补充雌激素有明显促进复发转移的可能。但卵巢癌及子宫内膜癌的发病机制均与激素存在一定相关性，所以术后长期服用雌激素进行激素替代治疗存在一定风险。因此，目前对于此类患者，推荐使用非激素类药物缓解更年期症状。

137. 为了预防发生卵巢癌，能不能做预防性卵巢切除？

预防性卵巢切除的作用是一个有争议的课题。目前认为携带BRCA基因[1]致病/可疑致病突变的女性有预防性双侧卵巢输卵管切除的手术指征。BRCA1突变者终生患卵巢癌的风险高达44%。BRCA2突变者患卵巢癌的风险为17%。预防性双侧卵巢输卵管切除可以降低发生卵巢癌的风险，并可能减少发生乳腺癌的风险。

对于有乳腺癌、卵巢癌家族史的携带者，还需结合家族中乳腺癌、卵巢癌亲属的发病年龄考虑接受预防性手术的时机。但需要指出，接受预防性切除的女性将提前进入绝经状态，将失去雌激素对心血管系统、骨骼系统的保护作用，同时有极少数个体还可能罹患原发性腹膜癌。因此，对于携带BRCA1/2致病/可疑致病突变的女性是否接受预防性双侧卵巢输卵管切除术，需医生和患者共同商议。

---

1 BRCA基因：全称为乳腺癌易感基因。BRCA基因有两个亚型：BRCA1和BRCA2。BRCA1和BRCA2基因的编码蛋白具有重要的DNA修复功能，它们参与细胞的DNA修复、基因组稳定性维持以及细胞周期调控等过程。这些基因的突变或异常会导致DNA修复机制受损，增加乳腺癌、卵巢癌和其他一些肿瘤的发病风险。突变的BRCA基因通常是遗传的。具有BRCA1或BRCA2突变的个体患乳腺癌和卵巢癌的风险明显增加。这些突变也与男性乳腺癌、胰腺癌和前列腺癌等其他肿瘤的风险有关。

138. 卵巢癌患者术后可以做哪些运动？

在身体没有特别禁忌的情况下，可以适当锻炼，如果术后体力较差可以适当做肢体运动，等身体恢复良好可以进行体育锻炼，但强度不宜过大，如散步、慢跑、做操等。随着治疗的结束，身体状态逐渐改善，可逐步加大运动量，变换锻炼内容。同时也可以适当做一些家务，不仅可以锻炼肢体，而且增加家庭责任感，更利于患者康复后融入家庭和社会。锻炼的原则是不要过度疲劳。

139. 卵巢癌患者手术后是否影响性生活？

如果术后恢复好，阴道残端切口愈合良好，一般术后 2～3 个月可以有性生活。

对于年轻女性，切除双侧卵巢可导致激素水平下降，使其提早进入更年期，可导致阴道萎缩、干涩，一定程度上影响性生活，但可请医生进行内分泌治疗用药，以恢复正常生活。

140. 年轻卵巢癌患者手术后提前出现更年期症状该怎么办？

卵巢癌切除双侧卵巢后，患者提前进入更年期。当出现更年期症状，如潮热、出汗、情绪不稳时，应以积极乐观的心态面对。部分患者可以平稳度过，不需要特殊治疗。如症状较重、出现泌尿生殖道症状（如外阴瘙痒、性交困难、尿失禁、尿路感染）或低骨量、骨质疏松等情况时，应就诊妇科内分泌门诊进行相应治疗。

141. 是否所有卵巢癌患者都要靶向治疗？靶向治疗的时间是否越长越好？

靶向治疗是一种针对癌细胞特定特征的治疗方式，它可以有效地打击癌细胞而对正常细胞的影响较少。然而，并非所有卵巢癌患者都需要靶向治疗。是否需要使用靶向药物，以及使用哪种类型的靶向治疗（如抗血管生成药物、PARP抑制剂等），取决于许多因素，包括但不限于：①病理类型，目前靶向治疗一般适用于非黏液性卵巢上皮癌，而在恶性生殖细胞肿瘤、性索间质肿瘤等非上皮性卵巢癌中靶向治疗并未常规开展。②分期，如抗血管生成药物、PARP抑制剂等主要用于晚期或复发性卵巢上皮癌，而早期癌在手术和化疗后也可获得较好的疗效。③基因突变状态，如BRCA1或BRCA2基因突变以及同源重组修复障碍的卵巢癌患者，从PARP抑制剂的治疗中获益较大，而无上述特征的患者靶向治疗的获益相对较小，因此是否采用靶向治疗需要综合考虑。

至于靶向治疗的时间，不同药物有不同的推荐，同时也要考虑患者的身体状况及是否出现不良反应。并非治疗时间越长越好，因为过长时间的用药可能会增加不良反应的风险，甚至发生严重的并发症。因此，具体的治疗方案和时长，应由医生根据个别患者的情况制订。在任何情况下，治疗决定都应由患者与医疗团队共同讨论、平衡治疗效果与治疗不良反应，以取得最佳的治疗结果。

142. 在治疗卵巢癌的过程中可以吃中药吗？

卵巢癌患者在接受手术、化疗、靶向治疗过程中可能会出现一些不良反应，如乏力、贫血、血小板减少等，可以通过中医中药的方式予以调理和纠正，有时中西医结合可以更快地纠正治疗过程中出现的不良反应。只要是在正规的中医院、中医科就诊治疗，是完全可以的。但一般不推荐在化疗及靶向治疗的同时接受中医的抗肿瘤治疗，因为多种抗肿瘤治疗的叠加可能会加重不良反应的严重程度，同时抗肿瘤药物之间可能也存在配伍禁忌，或是加重肝、肾等器官的负担。因此不建议患者在化疗或靶向治疗的同时接受中医抗肿瘤治疗。

（二）内 科 治 疗

143. 什么是化疗？

化疗是化学药物治疗的简称，指用化学合成药物治疗肿瘤的主要方法之一，是一种"以毒攻毒"的全身治疗方法。这类药物主要基于肿瘤细胞较正常细胞增殖更快的特点，通过直接破坏肿瘤细胞的结构或阻断细胞增殖过程中所需的物质来达到杀伤肿瘤细胞的目的。因此，化疗对正常细胞和机体免疫功能等也有一定程度的损伤，可导致机体出现不良反应。

144. 什么是新辅助化疗？

新辅助化疗指在实施手术前所做的全身化疗，目的是使肿块缩小、胸腹水控制等，以利于后续的手术等治疗，减少麻醉和围手术期并发症。对于卵巢癌而言，新辅助化疗通常用于晚期卵巢癌。但新辅助化疗也有风险，少数患者接受新辅助化疗的效果不好，出现原发耐药，肿瘤继续增大，这种耐药肿瘤总体治疗效果较差。此外，新辅助化疗会导致部分患者体质下降。

145. 新辅助化疗后患者什么时候可以接受手术治疗？

对接受新辅助化疗后的患者需要进行影像学的一系列检查重新评估能否进行手术治疗。如果主管医生认为有手术可能性，需待患者血象等恢复正常后接受手术治疗，通常是在新辅助化疗结束后的第3～4周。如果新辅助化疗联合抗血管生成药物（如贝伐珠单抗），通常需要在停用贝伐珠单抗后至少6周才能进行手术治疗，其目的是减少术中出血，避免术后切口不愈合。

146. 什么是术后辅助化疗？

有些肿瘤患者即使接受了根治性切除手术，术后仍有可能会出现肿瘤复发或转移。研究认为这部分患者在原发肿瘤未治疗前就已有瘤细胞播散于全身，其中大多数瘤细胞被机体免疫系统消灭，但仍有少数瘤细胞残留于体内，在一定环境条件下会重新生长，成为复发根源。因此，在手术或放疗消除局部病灶后，若配合全身化疗，就有可能消灭体内残存的肿瘤细胞。这种在根治性手术后进行的化疗称辅助化疗。目的是杀灭看不见的微转移病灶，减少复发或转移，提高治愈率，延长生存期。是否需要进行辅助化疗主要根据术后病理、分期等，如肿瘤大小、淋巴结是否转移、分化程度、是否有脉管瘤栓等来决定。不同类型肿瘤的标准不尽相同，大部分卵巢癌患者术后需要辅助化疗，具体情况需要咨询主管医生。

147. 术后多长时间开始进行化疗比较合适？

术后化疗的时间主要取决于患者手术后身体恢复的快慢。卵巢癌通常在手术后2周左右进行化疗。

148. 什么是一线化疗？

第一次化疗时采用的化疗方案称为一线化疗。以卵巢癌为例，新辅助化疗和减瘤手术后的辅助化疗均称为一线化疗。

149. 什么是化疗耐药？

化疗耐药是肿瘤治疗中的一个难题，分为两种情况：一种是原发耐药，指一开始就没有效果；另一种是继发耐药，就是开始时有效，但化疗若干周期后或者停止化疗后短期内出现肿瘤进展或复发。卵巢癌化疗耐药也是棘手的问题，影响患者预后。近几年创新机制的抗肿瘤药物临床研究正在进行中，也为耐药患者带来了一线希望。

150. 化疗是天天做吗？化疗方案是每3周1个周期，要化疗6个周期，是否需要在医院治疗18周？

不是，化疗的1个周期包括用药时间和休息时间。在1个周期中不是每天都用化疗药，大部分化疗药物在每21天或28天里只有前1～5天用化疗药物，部分方案在第8天化疗1次，其余时间休息。药物使用的频率是根据其毒副作用、代谢时间及人体恢复周期而决定的。总的来说，不论什么样的治疗方案，每个周期都会有一定的休息时间。通常化疗时需要在医院，可以住院化疗，部分方案可以门诊化疗，休息时出院在家。有些患者的化疗反应轻微，甚至可以在化疗间期恢复一定的工作，适当劳逸结合，对身体恢复也是有好处的。

151. 如何判断患者是否可以耐受化疗？

化疗过程中可能会出现许多不良反应，或只出现一部分，也可能没有任何不良反应出现。这些都取决于化疗药物的种类和剂量以及不同机体对化疗药物的反应。不良反应持续的时间主要取决于患者身体状况和所采用化疗方案，正常细胞一般在化疗结束后会自我修复，所以大多数不良反应会在化疗结束后逐渐消失，有一些会持续较长时间，甚至需要对症治疗方可恢复正常。在每个化疗方案实施之前，医护人员都会询问患者很多看似"不相关"的事情，如有没有高血压、糖尿病、胃溃疡等基础疾病，有没有抽过烟、喝过酒，有没有食物或药物过敏，可不可以爬上3楼、中间需要休息几次，甚至是身高和体重等，这些问题都可以帮助判断患者当时的体力状况，再根据相关检验、检查的结果，综合判断患者是否可以耐受化疗，每个人的药物剂量都是根据身高、体重等指标计算出来的。

152. 都说化疗很伤身体，可以不做化疗吗？

卵巢癌绝大多数情况需要术后辅助化疗，以减少癌症复发或转移，延长患者生存期。虽然化疗有一定的毒性反应，但绝大多数人都可以耐受，化疗后多数不良反应都可以恢复。如果主管医生建议进行术后辅助化疗，最好认真考虑。当然，患者有权决定是否采纳，但前提是要充分了解拒绝辅助化疗可能带来的严重后果。

153. 为什么大多数化疗方案需要联合使用化疗药？

化疗药物按照作用机制分成很多种，有些不同作用机制的药物在联合治疗中具有协同增效作用，能够更大程度的杀伤肿瘤细胞，发挥更好的疗效。另外，不同药物的不良反应不太相同，选择不良反应谱不同的药物联合，可以分散各个药物不同的不良反应，减少某个方面发生严重不良反应的可能，所以联合用药更常见。

154. 如何减轻化疗的不良反应？

目前，已经有很多方法来预防或减轻化疗的近期不良反应，如化疗前预防用止吐药能减轻恶心、呕吐，白细胞或血小板减少的患者可以应用升白细胞药物或升血小板药物。关节酸痛患者可用镇痛药加以缓解疼痛。但对神经毒性[1]、脱发目前还没有好的预防办法。

155. 化疗过程中会出现哪些不良反应？

化疗过程中常见不良反应包括胃肠道反应（恶心、呕吐等）、血液毒性（白细胞低、血小板低、贫血）、肝肾毒性（肝肾功能异常）、神经毒性（手足麻木、耳鸣等）、皮肤毒性（脱发、脱皮、皮疹、色素沉着）、心脏毒性（心悸、心律失常、心绞痛）、乏力等。

156. 在化疗期间患者应注意些什么？

使用化疗药物前、中、后期应该注意的问题很多。要积极配合医生的安排，争取获得最好的治疗效果，并将不良反应控制在可以接受的范围之内。一般来讲化疗前应该早休息、不熬夜，休息不好可能会直接影响次日患者对药物的耐受性。另外，有些药物还要求同时口服一些药物，如抗过敏药物，防止水钠潴留（水肿）药物，防止出现严重不良反应的药物。化疗期间应该进食营养丰富、易于消化且富含纤维素的食物。如出现不适，及时就医。

157. 化疗期间还可以上班吗？

随着医学领域的不断发展，肿瘤已渐渐脱离了"谈癌色变"的窘

---

1 神经毒性：指药物或治疗（如治疗）除正常的治疗作用外，对人体神经系统所带来的损伤。多呈药物剂量依赖性，根据损伤部位不同，可分为中枢神经系统毒性、周围神经系统毒性，主要为周围神经系统毒性，临床多以感觉神经受累为主，表现为双侧、远端、对称性感觉障碍、感觉丧失、迟钝麻木和神经性刺痛，腱反射消失，呈"袜子和手套样"分布等，可能伴有运动和自主神经功能障碍。

境。如果化疗反应不大，一般情况允许，患者在化疗间歇期是可以工作的。但也要看患者的工作性质，如果是强体力劳动，最好避免，因为化疗间歇期难免会出现骨髓抑制[1]，这时免疫力相对低下，适当的休息与睡眠有利于免疫力的恢复，可以降低感染风险。如果患者是办公室工作，不会过度劳累，可酌情协调好。

158. 化疗期间为什么需要经常查血常规？

人体骨髓是产生血细胞的场所，如红细胞、白细胞、血小板等。红细胞是携氧所必需的，白细胞是人体免疫所必需，血小板是参与凝血过程的重要细胞。而化疗药物在杀死肿瘤细胞的同时对骨髓功能具有较大的抑制，从而导致白细胞、血小板、红细胞数量下降，影响机体功能，导致机体易感染、凝血功能障碍、贫血等。因此，化疗期间必须定期监测血常规，如有异常需及时就诊、及时治疗。

159. 化疗中出现白细胞减少怎么办？应注意哪些问题？

化疗过程中白细胞减少会导致药物减量或停用化疗，容易造成严重感染，如果白细胞低于 $1.0 \times 10^9/L$ 持续多日，发生严重细菌感染的机会明显增加。此时可以根据白细胞降低的程度选择一些合适的药物，如果白细胞略微降低，可以口服升白细胞药物。如果白细胞下降较重，应使用集落细胞刺激因子。化疗给药结束、回家休息的过程中一定要注意自我保护，定期检查血常规，及时发现异常指标，及时对症处理，并注意保暖及休息，避免着凉，避免过多接触人群，降低感

---

1 骨髓抑制：是多种化疗药物的常见毒副作用。实验室检查表现为白细胞减少、血红蛋白降低、血小板减少。

染风险。

160. 化疗中出现血小板减少怎么办？应注意哪些问题？

血小板是参与凝血过程的重要一环，血小板减少会引起出血时间延长，甚至自发出血。血小板计数正常值为（100～300）×10^9/L。理论上血小板＜50×10^9/L时，会有出血危险，轻度损伤可引起皮肤黏膜的淤点、淤斑；血小板＜20×10^9/L时，出血的危险性增大，可以有自发性出血，需要预防性输注血小板；血小板＜10×10^9/L时，容易发生危及生命的中枢神经系统出血、胃肠道大出血和呼吸道出血。化疗中出现血小板减少引起的严重出血并发症并不多见。一旦发生，应该休息为主，避免磕碰，进食软食，不吃带刺等可能损伤消化道的食物，同时及时就医，对症治疗，密切监测病情变化。

161. 化疗中出现贫血怎么办？应注意哪些问题？

贫血指血液中血红蛋白降低，通常观察的指标为血常规中的血红蛋白（Hb）。血红蛋白通过血液中的红细胞运输，为全身各种组织器官提供氧气，当红细胞太少导致血红蛋白降低而不能向组织提供足够的氧气时，心脏工作就会更加努力，患者会感到心跳快或心悸。此外，贫血的患者有时会感到气短、虚弱、眩晕、视物模糊和乏力等。有些患者血红蛋白降低很慢，机体逐步适应这种缺氧状态，也可能没有上述症状，所以在化疗或靶向药物等治疗期间应定期复查血常规，发现贫血后应及时就医，正规诊治。同时要注意补充营养，摄入足够的热量和蛋白质（热量可以维持体重，补充蛋白质可帮助修复治疗对机体的损伤），保证睡眠，适当减少运动。铁、叶酸、维生素 B_{12} 等是造血的原材料，贫血后是否需要补充则需根据贫血的原因有针对性地进行。

162. 化疗期间的患者饮食上应注意些什么？有忌口吗？

化疗中应注意饮食问题，现实中对这个问题的认识往往存在着许多误区。受传统的思维影响，一些人认为化疗期间应忌口，如治疗中不能吃无鳞鱼、不能吃羊肉等。还有的患者认为应该使劲补，天天补品不离口，这些都缺乏科学性。因为食物影响疾病发生的其实并不多，如食用海产品对甲状腺功能亢进、食用过多的淀粉或含糖食物对糖尿病有影响，但一般的禽类、鱼虾、肉类食物对肿瘤治疗并没有太多影响。肿瘤患者本来身体就受到疾病的困扰，可能合并营养不良，如果不及时补充则会对身体造成消极的影响。化疗期间患者常有胃肠道反应，如恶心、呕吐、食欲减退等，这时饮食应该清淡，但应富于营养，可服用一些富含纤维素的食物或高膳食纤维食物[1]，以帮助患者解决便秘问题，化疗期间的休息阶段可以再适当地增加营养。有人认为应多吃"补品"，补品是什么？可能只是个概念，有些补品成分不明，还可能含有激素，对患者不见得有益。只要患者有食欲，正常合理的饮食就是最好的补品，花同样的钱可以获得更多的回报。

---

1 高膳食纤维食物：包括主食类（鹰嘴豆、全麦面粉、燕麦麸皮、芸豆等）；蔬菜类（黄花菜、荷兰豆、黄豆等）；坚果（巴旦木、榛子、核桃等）；水果（梨、桑葚等）。

163. 肿瘤化疗患者营养不良常见症状有哪些？如何解决？

最常见症状是食欲减退，还有味觉迟钝、口干、腹胀、便秘、腹泻等。食欲减退可通过心理调整和食物加工方法改进来减轻症状。味觉迟钝者可少量多餐，多食水果、蔬菜，增加食物色泽和香味。吞咽困难者，如症状不严重，可进软食，但不要进流食，以免造成食物吸入呼吸道。症状严重者，可采用管饲或肠外营养。出现腹胀者，可少食多餐，餐后多活动，避免食用产气食物。便秘与食入膳食纤维少、活动减少和部分药品（如镇痛药、部分止吐药）的副作用有关。应多食纤维类水果和蔬菜。腹泻患者应调整饮食，不宜食富含纤维素食物，少食刺激性食物。

164. 为什么化疗会导致患者发生恶心呕吐？

因为人体内的化学感受器触发区、呕吐中枢和胃肠道有许多神经递质受体，这些受体受到相应的刺激后会引发恶心呕吐。而很多化疗药物及其代谢产物对这些受体具有激活作用，这可能是化疗诱导恶心呕吐的原因。另外，情绪、精神因素也可能导致呕吐，如患者既往发生过化疗引起的严重恶心呕吐后，下次再去医院甚至还未接受化疗前也可能条件反射般发生恶心呕吐。因此，第一次化疗前合理应用止吐药物，避免严重恶心呕吐发生，有助于减轻后续化疗的恶心呕吐反应程度。有研究表明，第一次化疗无呕吐的患者，后续化疗发生严重呕吐的可能性小。

165. 常用的止吐药有哪些呢？

呕吐是患者对化疗药物常见的不良反应，化疗呕吐的原因也是多方面的。药物临床研究领域针对不同的作用机制，开发了很多有效的止吐药，极大地缓解了患者的消化道反应，用药后呕吐明显减轻，已经很少有因为长期呕吐反应而不能坚持化疗的患者了。临床中常用的止吐药主要分为以下几类。

（1）5-HT$_3$受体拮抗剂：代表药物有昂丹司琼、格拉司琼等。

（2）NK-1受体拮抗剂：代表药物有阿瑞匹坦、福沙匹坦、NK-1/5-HT$_3$受体拮抗剂复方制剂。

（3）糖皮质激素：代表药物是地塞米松。

（4）非典型抗精神病药物：代表药物有奥氮平和米氮平。

（5）其他药物：如甲氧氯普胺、劳拉西泮、丁酰苯类、沙利度胺等。

其中5-HT$_3$受体拮抗剂（如昂丹司琼）、地塞米松和NK-1受体拮抗剂是常用止吐药。上述止吐药有针剂、片剂、胶囊以及口溶膜等不同剂型，具有不同的优缺点。针剂起效迅速，作用可靠，但需在医院应用；口服剂型便于家中服用，但一旦发生恶心呕吐可能影响药物吸收，因此强调预防用药。口溶膜或口腔崩解片的优势在于使用方便，无需饮水，尤其是口溶膜在口腔内4～20秒快速崩解吸收，起效快，生物利用率高，适宜于吞咽困难患者、老人、儿童等，避免被噎住或吸入窒息风险。化疗期间应结合各种止吐药的特点，科学合理地用药。

166. 为什么有些患者出院后要继续用止吐药？

有些化疗药物在化疗结束24小时后仍可导致恶心呕吐的发生，被称为延迟性恶心呕吐，常见于顺铂、卡铂、环磷酰胺和蒽环类药物，有时可持续数天。针对这种延迟性恶心呕吐，需要在出院后继续用止吐药。

167. 生活中有哪些注意事项可以帮助减轻恶心呕吐的发生？

（1）保持房间通风良好，温度湿度适宜，安静宽敞，穿宽松的衣服。

（2）避免与其他恶心呕吐者同处一室，避免接触刺激性气味。

（3）优化口腔卫生，呕吐时用淡盐水漱口，饭前饭后漱口，可去除口腔黏液，帮助清洁、滋润口腔。

（4）化疗间歇期适量锻炼，可采用慢走、打太极拳等锻炼方法。

（5）听舒缓音乐，按压内关、足三里等穴位，口服薄荷、生姜、金盏花水等方法，均有较好的止呕效果。

（6）呕吐时宜令患者侧卧，以防呕吐时呛入气管。

168. 化疗期间患者发生大便干燥该怎么办？

一些患者化疗后会出现大便干燥，主要的原因可能是用了5-HT$_3$受体拮抗剂类止吐药。这类药物可以抑制化疗后的恶心和呕吐，但止吐药有副作用，就是便秘和腹胀等。药物性便秘只要不严重，待化疗停止后就会逐渐消失。如果便秘非常严重可以在医生指导下使用通便药，或使用开塞露等解决问题。同时注意化疗期间饮食中应多食纤维素食物，以维持良好的胃肠道微环境。

169. 化疗后患者感觉手指和脚趾麻木该怎么办？

化疗后有的患者出现手指和脚趾麻木，这种现象多见于接受具有神经毒性的药物治疗后。具有神经毒性的药物有长春新碱、长春花碱、紫杉醇、多西他赛、奥沙利铂、顺铂等。出现神经毒性后首先应告知医生，医生会进行评估后按照出现的严重程度调整或修订治疗方案。如果发生手指和脚趾麻木，也可以考虑应用营养神经的药物，如甲钴胺，但疗效常不令人满意，因为神经毒性的恢复时间较长，还是要尽量预防才能避免出现严重的神经毒性。

170. 化疗后患者出现口腔黏膜炎或溃疡，有什么办法可以减轻疼痛？

化疗后患者出现口腔黏膜炎和溃疡是部分化疗药物的不良反应，多柔比星脂质体、贝伐珠单抗、阿帕替尼等药物可发生。应用这些药物的患者，可以口服B族维生素加以预防，同时保持口腔卫生，进软食、少刺激性食物，饭后口腔中不要残留很多食物残渣，多漱口。目前，有些漱口液可促进溃疡愈合，还可以局部外用麻醉药物镇痛，帮助患者进食。

171. 化疗期间为什么会脱发？该如何处理？

化疗药物进入体内后同时会抑制正常组织的生长，尤其是生长旺盛的组织更容易被抑制。这些生长旺盛的组织常见于骨髓、胃肠道黏膜等，发根也是一个生长极为旺盛的部位。化疗后发根被抑制就会引起脱发，有的人甚至眉毛及其他体毛也会脱掉。但当化疗结束后这些抑制毛发生长的因素消失，毛发又会逐渐恢复生长，个别患者重新长出的头发还是卷发。脱发后会影响形象，女性患者可能会更在意，但这些是暂时的、可逆的。可以购买假发改善形象。现在戴假发不光是患者的专利，也是很多人的爱好，患者可以随心挑选中意的假发，体会平时不曾尝试的事物。当然，随着科技的进步有些治疗药物已经有所改进，治疗后脱发的现象会逐渐得以改善。

172. 是不是化疗的不良反应越大疗效越好？

只要是做化疗，不良反应几乎不可避免。不能根据化疗不良反应的程度来判断化疗效果；并不是不良反应越大效果越好、没有化疗不良反应就没有效果。化疗成功与否，在很大程度上取决于如何解决好疗效与不良反应之间的关系。不同的个体对药物的吸收、分布、代谢、排泄可能有差异，要密切观察与监测每个患者。这不意味着为了追求疗效就可以无止境地增加剂量，在剂量增加的同时毒副作用也在增加，患者无法耐受而中断治疗同样也会影响疗效。因此，在患者可以耐受的毒副作用情况下兼顾最适合患者的最大剂量才是保证疗效的最好方法。

173. 需要做哪些检查才能知道化疗是否有效？

每位患者在化疗前都会做一些检查，这些小检查起着大作用。从第一次开始使用化疗方案起，大部分方案进行一段时间后会再次做一些检查，如血清肿瘤标志物、CT检查等，医生会结合患者相应症状的减轻程度及这些检查结果，综合评估化疗药物是否有效。

174. 需要化疗多长时间才可以看出疗效？

不同的肿瘤对化疗的敏感性不一样，部分敏感的卵巢癌患者一个周期（又称疗程）可以看出疗效，但一般在两个周期化疗后再做CT等检查评价肿瘤大小变化。化疗起效需要一定的时间，除非临床症状明显加重，否则不必急于评价疗效。但也不能等太长时间，以免贻误病情。

175. 为什么有的人化疗效果很好，而有的人化疗效果不好？

化疗的效果主要与肿瘤对药物的敏感性有关，具有一定的个体差异。比如，卵巢高级别浆液性癌，大多数患者化疗后肿瘤会明显缩小甚至消失，相比之下，卵巢透明细胞癌的化疗敏感性较差，即使应用同样的方案，整体治疗效果差。另外，即使是同一类型的肿瘤，不同患者对化疗的敏感性也不尽相同，这就是由患者个体间的差异造成的。例如，卵巢高级别浆液性癌，也有患者经化疗后肿瘤缩小不明显，或者先有缩小，但很快又增大。这种不同肿瘤、不同个体间化疗敏感性的差异仍是世界性的难题，有待进一步研究。

176. 如果化疗效果不好怎么办？

化疗效果不好时，主管医生会分析治疗无效的可能原因。对于某些患者，即使采用目前最有效的方案，仍可能无效。由于影响化疗疗效的因素很多，对某一个特定的患者而言，目前尚无特别有效的方法提前预知哪些化疗方案有效，哪些无效，只能通过化疗才知道疗效如何。当然，化疗也不是完全盲目的，有经验的医生会根据患者肿瘤的各种特点，选择一个最适合于该患者的化疗方案。一旦该方案无效，也会分析治疗失败的原因，提出下一步可能的合适治疗方法。

177. 如果多种化疗方案均无效怎么办？

如果多种化疗方案均无效，可以尝试参加新药的临床试验。参加临床试验虽然有些确切的结果还不知道，但它是一个机会。如果没有更有效的治疗方法，也可以考虑中医等治疗，根据患者的状态给予最佳支持治疗，在患者有限的生命中提高其生活质量。

178. 是不是医生建议化疗就说明是癌症晚期了？

不是的。准确地说，除极少数早期卵巢癌患者不需要术后化疗外，绝大部分患者不论早期或者晚期，都有可能从化疗中获益，延长生存期甚至是治愈。但化疗在何时进行不是随意的，并非所有的卵巢癌患者一开始就需要化疗。有的需要在手术前化疗，有的需要在手术后化疗，有的在手术前后都需要。对于每个患者则需要视具体情况，个体化决策。卵巢癌患者在化疗方案的选择上应多听取妇科肿瘤专科医生的建议。

179. 晚期肿瘤患者需要做化疗吗？如需要，通常要做几个周期？

一般晚期肿瘤患者是指出现转移的患者，晚期肿瘤患者并不是没有办法治疗，其治疗的主要目的是延长其生存期、提高生活质量。晚期卵巢癌患者是可以通过化疗来延长生存期的。晚期卵巢癌的一线治疗一般需要 6 ～ 8 个周期，需要根据患者的自身情况确定。所以还应该与主管医生进行探讨，做好心理准备，配合治疗，争取达到最佳治疗效果。

180. 化疗对生育功能会有影响吗？

化疗期间化疗药物可导致女性卵巢功能受损，子宫内膜增生低下，出现停经或月经减少，血清促性腺激素水平升高，雌激素水平降低，从而引起受孕率下降。但化疗导致的这些变化往往是可逆的。化疗结束后，患者的生育功能基本可以恢复正常。截止目前，尚未发现化疗对子代有明显致畸作用。

181. 如何提高肿瘤患者的免疫力？

免疫力是人体自身的防御机制，是人体识别和消灭外来侵入的异物（病毒、细菌等），处理衰老、损伤、死亡、变性的自身细胞以及识别和处理体内突变细胞与病毒感染细胞的能力。患者提高免疫力要注意：①保持良好的生活和作息习惯。②饮食均衡营养。③培养多种兴趣，科学锻炼，心理健康乐观。

182. 什么是内分泌治疗？

内分泌治疗又称激素治疗。激素是由机体内分泌细胞产生的一类化学物质，随血液循环到全身，可对特定的组织或细胞发挥特有的疗效。

有一些肿瘤的发生、发展与激素失调有关，治疗中可应用一些激素或抗激素类物质以使肿瘤生长所依赖的条件发生变化，从而抑制肿瘤的生长。激素可选择性地作用于相应的肿瘤组织，对正常组织不会产生抑制作用，因此不会引起骨髓抑制。目前，妇科肿瘤临床上应用较多的激素治疗是用性激素（包括孕激素）及抗性激素药物（如他莫昔芬）治疗晚期卵巢癌、子宫内膜癌等。

183. 什么是靶向治疗？

靶向治疗指药物进入体内选择性地与肿瘤细胞表面的特异性位点相结合而发生作用，使肿瘤细胞特异性死亡，而对正常组织细胞损伤较小的治疗方法。其特点是高效、低毒，是一种理想的肿瘤治疗手段。正是因为靶向治疗具有靶向性，在治疗前需要筛选合适的具有该靶点的患者，才能发挥更好的疗效。

184. 什么是抗体药物偶联物？

抗体药物偶联物（ADC）是一类由抗体、连接子和细胞毒性药物组成的靶向生物药剂，兼具抗体能够特异性靶向肿瘤细胞的特征及细胞毒药物对肿瘤细胞的高杀伤力。这个概念最早于100多年前由德国科学家/医生Paul Ehrlich提出，将这类药物比喻成"魔法子弹"，即通过识别肿瘤细胞表面的特异性抗体，并与之结合，将细胞毒药物递送到肿瘤细胞，从而发挥精准地杀伤作用，同时减少对正常组织的损伤。这类药物又被称为"特洛伊木马"。

185. 为什么有时候用药前要检测叶酸受体（FRα）的表达水平？

叶酸受体（FRα）在多种肿瘤细胞表面都有表达，包括卵巢癌、子宫内膜癌、间皮瘤和肺癌等，而在正常细胞表面几乎没有表达，因此成为抗体药物偶联物（ADC）药物的理想靶点之一。研究表明，FRα在76%～89%的上皮性卵巢癌中过表达。理论上讲，表达了FRα的卵巢癌应该是抗叶酸的ADC药物的获益人群；相反，如果肿瘤细胞表面并没有表达FRα，那么药物将失去作用靶点，难以发挥作用。索米妥昔单抗——靶向FRα偶联抗肿瘤药物甲基澳瑞他汀（MMAE）的ADC药物的Ⅲ期临床研究已证实了这一假设，对于FRα高表达的患者该药较传统非铂单药化疗提高了客观缓解率，延长了无进展生存期，而无高表达者并没有额外获益。因此，拟接受抗FRα的ADC药物前，应行FRα的表达检测。除叶酸受体外，还有靶向其他靶点的ADC药物，如已经在胃癌、乳腺癌等肿瘤中取得适应证的抗人表皮生长因子受体[1]-2（HER-2）的ADC药物，在用药前也需要检测HER-2的表达情况。其他大多数ADC药物也需要先检测其靶点的表达情况，指导用药。

186. 抗体药物偶联物药物有哪些不良反应？

总体来说，抗体药物偶联物（ADC）药物的不良反应较传统化疗轻微，患者的耐受性更好，这主要体现在骨髓毒性方面，白细胞减少、血小板减少及贫血的发生率更小，发生程度更轻。但有些ADC药物具有一些独特的不良反应，如视物模糊、干眼等眼部不良作用，通常为1～2度，应用滴眼液等可以预防和有效控制。

187. 什么是抗血管生成药物？

血管生成是肿瘤发生、发展、转移过程中的关键环节，抑制血管生成具有一定的抗肿瘤作用。血管内皮生长因子[2]（VEGF）是肿瘤血管生成过程中的关键因素之一，针对VEGF的药物属于抗血管生成药物。这类药物大体分为两种：一种是大分子的单克隆抗体，如贝伐珠

---

1 表皮生长因子受体：是一种位于细胞膜上的蛋白质受体，它在细胞生长、分化和增殖中起着重要的调节作用。在某些肿瘤中，其异常活化或过度表达与肿瘤的发生、发展和转移相关。
2 血管内皮生长因子：一种能够刺激血管内皮细胞生长、形成新生血管的蛋白质，参与许多血管生成依赖性疾病的发病及进展，包括肿瘤、某些炎性疾病、糖尿病视网膜病变等。

单抗，为静脉给药；另一种是小分子的酪氨酸激酶抑制剂，如阿帕替尼、安罗替尼等，是口服药物。

188. 抗血管生成药物可能会有哪些副作用？

使用抗血管生成药物期间可能会发生一些副作用，包括高血压、蛋白尿、出血、血栓等。部分卵巢癌患者，还可能发生消化道穿孔等并发症。因此，在使用这些药物时，应密切监测身体状况，如每天测量血压，并定期进行相关检查，如出现任何不适或异常症状，请及时就医，以确保安全。

189. 什么是卵巢癌的术后辅助化疗？术后辅助化疗需要几个周期？

卵巢癌的治疗包括手术与化疗两部分，除极少部分非常早期的卵巢癌术后不需要化疗外，绝大部分卵巢癌患者术后都需要接受化疗以取得最好的治疗效果。术后化疗可以消灭体内手术后残存的肿瘤组织甚至是肿瘤细胞，减少复发和转移，提高治愈率，改善患者生存。这部分化疗就叫做术后辅助化疗。早期卵巢癌术后辅助化疗需要3～6个周期，中晚期卵巢癌术后辅助化疗需要6～8个周期。

190. 治疗卵巢癌常用的化疗方案有哪些？

卵巢癌常用的化疗分为初次化疗（即一线化疗）和复发后治疗。目前，初次化疗的方案主要为紫杉类＋铂类。复发后治疗根据患者复发情况可用紫杉类＋铂类、多柔比星脂质体＋铂类、异环磷酰胺＋草酸铂、多西他赛、吉西他滨、托泊替康、依托泊苷、培美曲塞、博来霉素等。

191. 治疗卵巢癌常用化疗药物的不良反应有哪些?

紫杉醇：包括骨髓抑制（白细胞、红细胞或血小板减少）、脱发、骨关节痛以及末梢神经炎（表现为手足麻木）。卡铂：包括骨髓抑制和胃肠道反应。顺铂：包括听力损害、肾功能损害、胃肠道反应和末梢神经炎。草酸铂：包括骨髓抑制、胃肠道反应和神经毒性，要注意的是其神经毒性遇冷刺激会加重，甚至可能诱发喉头水肿，所以注射草酸铂1周内要忌生冷刺激。多柔比星脂质体：包括骨髓抑制、胃肠道反应、口腔黏膜炎以及手足综合征。异环磷酰胺：包括骨髓抑制、胃肠道反应和出血性膀胱炎。多西他赛：包括骨髓抑制、脱发和水钠潴留（引起组织水肿）。吉西他滨和托泊替康：主要为骨髓抑制。博来霉素：可导致肺纤维化。

192. 卵巢恶性生殖细胞肿瘤患者需要接受化疗吗?

化疗在卵巢恶性生殖细胞肿瘤中有重要作用，自有效的化疗方案发现之后，大大改善了卵巢恶性生殖细胞肿瘤患者的预后，使其成为一种可治愈的肿瘤。生殖细胞肿瘤患者多数很年轻，有生育要求，经手术联合化疗后，大部分患者仍可生育健康的子女。除极少数早期的无性细胞瘤和未成熟畸胎瘤外，其余绝大部分卵巢恶性生殖细胞肿瘤术后均需辅助化疗。

193. 针对卵巢恶性生殖细胞肿瘤患者有哪些化疗方案可供选择?

目前,博来霉素＋依托泊苷＋顺铂(BEP)方案已被推荐作为卵巢生殖细胞肿瘤术后辅助化疗及一线化疗的首选方案。对于早期无性细胞瘤手术切除后可考虑依托泊苷联合卡铂,以减少毒性反应。

194. 卵巢恶性生殖细胞肿瘤术后需要做几个周期化疗?

早期肿瘤已全部切净者一般行3～4个周期化疗,但如果术前肿瘤巨大,肿瘤标志物水平很高,恶性度高的组织类型如内胚窦瘤、胚胎癌和2、3级未成熟畸胎瘤患者需要行4～6个周期化疗,或待肿瘤标志物正常后巩固化疗2～3个周期。晚期术后有肿瘤残存者一般化疗6个周期,或待肿瘤消失、肿瘤标志物正常后再巩固2～3个周期。

195. 卵巢恶性生殖细胞肿瘤术后化疗有什么不良反应?

对于使用BEP标准化疗方案化疗的患者,化疗期间会出现恶心、呕吐、骨髓抑制、脱发等不良反应。博来霉素的主要不良反应是肺纤维化与发热,间质性肺炎的发生随剂量累加而加重,其终身限量为300mg,小于300mg肺炎发生率3%～5%,而大于300mg时肺炎发生率约20%。用药期间应密切关注患者的症状,如干咳、气短、进行性呼吸困难等,定期行胸部影像学检查,如X线或CT,必要时复查肺功能,一旦发生肺纤维化应积极处理。

196. 卵巢恶性生殖细胞肿瘤化疗后月经还能正常吗？

一般在化疗2～3个周期后可能出现闭经，化疗结束后3～6个月，月经可恢复正常。

197. 卵巢恶性生殖细胞肿瘤能治愈吗？

近20年来，随着铂类为基础的联合化疗方案的应用，卵巢恶性生殖细胞肿瘤患者只要接受正规治疗，80%～95%的患者有可能治愈。

198. 卵巢恶性生殖细胞肿瘤患者治疗后能生育吗？

卵巢生殖细胞肿瘤患者绝大部分可保留生育功能，因此，治疗不影响患者的生育能力，对希望生育的患者，如不存在其他引起不孕的因素，几乎都可以成功生育。

199. 化疗对卵巢性索间质肿瘤有作用吗？

恶性卵巢性索间质肿瘤对于化疗较敏感，根据诊断分期和病理，给予术后辅助化疗能够取得非常好的效果。如果不做化疗，则有相当一部分中晚期患者会出现复发，所以这类肿瘤术后化疗还是必要的。

200. 什么是卵巢癌的二线化疗？

二线化疗指经一线化疗后再次出现肿瘤复发或一线化疗中肿瘤进展的卵巢癌需要接受再次化疗。卵巢癌的二线化疗药物有：多柔比星脂质体、白蛋白结合型紫杉醇、多西他赛、吉西他滨、托泊替康、草酸铂、奈达铂、依托泊苷、培美曲塞、异环磷酰胺、卡铂、顺铂等。具体药物的选择需结合患者的治疗史和当下的肿瘤情况而定。也可参加合适的临床研究。

201. 什么是抗肿瘤新药临床试验研究？

对于任何一种药物都要了解最重要的安全性和有效性，这样在临床使用时才有把握。怎么才能了解药物是否安全和有效呢？必须要通过药物的临床试验研究。药物的临床研究项目越多，研究结果越丰富，对了解这些药物越有利。也就是说，每个药品都是经过"考试"合格后才能够进入临床使用的，因此临床试验研究是每个在市场出售的药品必须经过的一关。一个全新的抗肿瘤药需要进行20项左右的临床前研究，在进入人体临床试验之前，要先在动物体内进行各种药物代谢、毒理方面的研究，然后才能在人体上经过Ⅰ～Ⅲ期的临床试验。如果临床研究结果证明是安全、有效的药物，才能走上市场，为其他患者使用。

202. 抗肿瘤新药是怎么研发出来的?

新药的研发是一个十分复杂的过程,但简单来说可以分成临床前研究和临床研究。临床前研究包括从药物筛选开始到进行各种动物实验,一般要进行药理实验、急性毒性实验、长期毒性实验、药代动力学[1]实验、致畸实验、致癌实验、过敏实验等,能够在动物体内得到的试验数据都会在实施人体试验前完成。这些动物实验不仅在小动物如小鼠、大鼠身上做,还要在大动物身上做,如比格犬、恒河猴等。动物实验资料要送到国家药监部门,经过严格的审批后才能得到进入临床研究的批文。从药物筛选到进入临床研究只有百分之几的成功率,仿制药或改良的药物成功率会高一些,但会受到知识产权方面的限制。

在我国进入临床试验的新药都必须有国家药监部门正式批件,文件号可以通过正常途径查到,临床试验在与患者签署的知情同意书中一般都要注明这个批文号,以证明这项试验的合法性。新药获批一般需要进行3个期别(Ⅰ期、Ⅱ期、Ⅲ期)的多项临床研究。

203. 一个新药的研发需要多长时间? 为什么?

由于新药的每项临床研究都需要按照试验方案进行,对需要观察和研究的病种或瘤种有严格的入选标准和排除标准,每位患者必须自愿参加试验,这样就需要很长的时间才能完成。多数Ⅰ期和Ⅱ期

---

1 药代动力学:定量研究药物在生物体内吸收、分布、代谢和排泄规律,并运用数学原理和方法阐述血药浓度随时间变化的规律的一门学科。

临床试验分别需要大约2年，Ⅲ期临床试验也需要2～3年，加上每个期别之间还要得到国家药监部门的审批，在顺利的情况下一般需要5～10年才能完成。如果新药研发不顺利，可能需要更长的时间。新药在临床研究的任何一个阶段都有被淘汰的可能性，所以一个新药的诞生就像一个新生儿的孕育和出生一样，需要经过精心的设计和实施，中间如果有任何问题都可能使它不能面市。

204. 卵巢癌患者需要参加临床研究吗？

正如上面几个问题所说，临床研究具有重要的意义和价值。现在有很多新药在开展卵巢癌的临床研究，这为卵巢癌患者的治疗提供了新的机会和希望。尤其是当下没有其他更好的治疗选择时，参加临床研究意味着多了一线希望。不同临床研究的药物针对的患者群体不同，需要患者和研究医生详细沟通后，确定参加哪项研究更合适。

205. 卵巢癌有靶向药吗？

目前，在卵巢癌治疗中，临床上应用比较多的靶向药物主要包括聚腺苷二磷酸核糖聚合酶（PARP）抑制剂和抗血管生成药物。其中，PARP抑制剂是新型靶向药，作用于DNA损伤修复通路，主要用于卵巢癌的维持治疗。多项研究证实PARP抑制剂作为维持治疗可以延长新诊断或铂敏感复发卵巢癌患者的无进展生存期。PARP抑制剂的应用使晚期卵巢癌进入"手术＋化疗＋维持治疗"的新模式。

206. 什么是PARP抑制剂?

PARP，即聚腺苷二磷酸核糖聚合酶，是参与DNA单链损伤修复的关键酶。PARP抑制剂，即聚腺苷二磷酸核糖聚合酶抑制剂，可以使PARP丧失其功能，从而无法修复DNA单链损伤。如果细胞同时存在同源重组修复缺陷（HRD，主要由BRCA基因等突变导致HRD），则使这类细胞的DNA损伤无法修复，最终导致细胞死亡。这也是PARP抑制剂发挥抗肿瘤作用的机制，又称为"协同致死"效应。目前，国内已经批准上市的PARP抑制剂包括奥拉帕利、尼拉帕利、氟唑帕利和帕米帕利。

207. 什么是维持治疗?

维持治疗指在完成既定的手术或化疗后达到最大限度临床缓解（完全缓解或部分缓解）后，为进一步降低复发或肿瘤进展的风险，通过高效低毒、使用方便的药物继续进行治疗。在治疗有效的情况下，根据所使用的药物不同，需要维持治疗时间为1～3年。

208. PARP抑制剂维持治疗一般什么时候开始?

PARP抑制剂维持治疗建议在患者化疗达到完全或部分缓解，通常化疗6个周期后（具体化疗周期数请咨询主管医生），复查血常规、肝肾功能等恢复正常，一般是在化疗结束后4～12周开始用药。

209. PARP抑制剂维持治疗需要服用多久？

PARP抑制剂具体需要服用多长时间应根据患者对于药物的耐受情况、肿瘤情况等多种因素综合判断。如果用药期间发生不能耐受的不良反应（如严重恶心、乏力、血小板减少、贫血等）或治疗过程中出现肿瘤进展，均需及时就医。如果服药期间没有不适症状，血常规等检查结果正常，可考虑服药2～3年停药。具体降低服用剂量或停药时间等应咨询您的主管医生。

210. PARP抑制剂在饭前还是饭后吃合适？漏服了怎么办？

进食不影响PARP抑制剂的吸收和代谢，在餐前、餐后、进餐或者空腹时均可服用。如果服药后有恶心的感觉，可以在睡前服药，以减轻恶心的不良反应。需要注意的是，不可掰开或嚼碎后服用。如果发生漏服药物，无需补服，按计划服用下一剂量即可。

211. PARP抑制剂用药期间对其他药物是否有影响？

不同药物同时使用，可能会因为药物相互作用而导致药物的效果减弱或增强，或产生新的不良反应。部分卵巢癌患者，尤其是老年患者，常合并其他慢性病，如高血压、糖尿病、高血脂等，每天需要服用多种不同的药物。不同的PARP抑制剂可能通过不同的途径代谢，如尼拉帕利经过羧酸酯酶途径代谢；其他PARP抑制剂经CYP3A酶代谢。前者的药物相互作用较少，适合平时合并症较多且需要服药纠正的患者。后者需要注意同时服用其他经CYP3A酶代谢途径的药物，如环丙沙星、维拉帕米、阿瑞匹坦等药物时应调整剂量。服药前应咨询临床医生及药师，调整药物用量。

212. 服用PARP抑制剂期间需要忌口吗？

各种PARP抑制剂代谢途径存在差异，与食物之间相互影响也不同。奥拉帕利、氟唑帕利和帕米帕利主要通过CYP3A代谢，一些对该酶活性有影响的食物应尽量避免使用。服用奥拉帕利及氟唑帕利期间建议禁食西柚、西柚汁、酸橙和酸橙汁等；帕米帕利治疗期间尽量避免与石榴汁、大蒜和辣椒同服。有研究表明，卷心菜、洋葱等食物榨汁饮用也可能影响上述酶活性，但少量食用对酶的作用影响可能较小。服用PARP抑制剂均需参照相应的说明书。

213. PARP抑制剂治疗期间能否联合中药治疗？

PARP抑制剂治疗期间能否联合中药治疗尚缺乏大样本的临床试验。PARP抑制剂治疗期间尽可能减少其他药物的使用。如果一定需要联合中药，建议选择正规中医院咨询。

214. PARP抑制剂的不良反应有哪些？

总体而言，PARP抑制剂的不良反应较传统的化疗更轻，适合长期服用。常见的主要不良反应包括乏力、血液系统毒性（贫血、血小板减少、白细胞减少、中性粒细胞减少）、恶心、呕吐、肾毒性[1]等。尤其强调绝大部分≥3级的不良反应为血液学不良反应，如血小板减少和贫血。血液学不良反应也是导致PARP抑制剂暂停用药、减量和终止用药的最主要原因。不良反应一般出现在服药的前3个月，随着用药时间延长，不良反应的程度会逐渐降低，药物对生活质量的影响减少。临床上也见过服药半年后才出现的贫血，有时需要停药对症处理。所以，当服药期间出现无诱因的头晕、乏力时，需要关注血红蛋白的情况，及时发现贫血，予以纠正，避免发生严重不良事件。另外，长期服用PARP抑制剂后，尤其是经过多次复发、多周期化疗后的患者，有潜在的血液系统恶性肿瘤的风险，如急性髓系白血病或骨髓增生异常综合征。

215. PARP抑制剂治疗期间需要定期检查吗？

需要定期检查，一方面是及时发现不良反应，及时处理，另一方面也可及时评价是否出现肿瘤复发和耐药。不良反应监测方面建议患者使用PARP抑制剂治疗的前3个月应每1～2周复查血常规，每个月复查肝肾功能等，后续根据具体情况逐渐减少复查次数。如发现检查结果异常，应及时就医，接受相应的处理，包括暂时停药、对症治疗等。争取做到早发现、早干预。另一方面在服药期间每3个月左右复查肿瘤标志物如CA125及超声，必要时行胸腹盆腔CT，评估肿瘤情况。当然需要根据患者自身情况，由主管医生确定具体的复查时间及复查项目。

1　肾毒性：临床表现轻重不一，轻度时可为蛋白尿和管型尿，继而可发生氮质血症、肾功能减退，严重时可出现急性肾衰竭和尿毒症等。肾毒性可为一过性，也可为永久性损伤。导致肾毒性的常见药物有某些抗生素、抗肿瘤药（如顺铂）、解热镇痛抗炎药、麻醉药、碘造影剂、碳酸锂等。

216. PARP抑制剂会出现耐药吗？

虽然PARP抑制剂是新型靶向药，但仍有耐药的可能，服药期间可能出现肿瘤复发或进展，因此需要定期检查。

217. PARP抑制剂能否预防卵巢癌的发生？

PARP抑制剂目前主要用于治疗卵巢癌。对于具有家族史或携带BRCA1/2基因胚系突变尚未发生卵巢癌的女性，PARP抑制剂能否预防卵巢癌的发生，尚无可靠的数据支持。

（三）中 医 治 疗

218. 中医治疗肿瘤的基本治法是什么？

《内经》提出"正气存内，邪不可干"的观点。从中医角度看，疾病的发生，特别是恶性肿瘤的发生与正气虚弱关系十分密切。现代医学也认为人体自身免疫功能的强弱与肿瘤发生发展关系紧密相关。"扶正固本"是中医治疗肿瘤的基本原则，无论某种恶性肿瘤的病位、病性如何，扶正固本是治疗的重中之重，贯穿于治疗全过程。临床中，分析不同脏腑的虚损状况，辨别阴阳气血的盛衰，进而根据病程长短、病情轻重、体质、年龄、性别、季节等因素综合调治。正气强弱与否关系到全身脏器功能之盛衰。扶正补益时应注重脾肾同补，兼顾调和诸脏，使患者气血阴阳趋于平衡，进而能改善不适症状，提高生活质量。

219. 中医在肿瘤治疗中有哪些优势？

手术、放疗、化疗、免疫治疗、靶向治疗等在中医看来皆是祛邪的手段，这些治疗方法在最大限度地减少肿瘤负荷、杀灭癌细胞的同时，不可避免地会损伤正气，使患者免疫功能受损、抵抗力下降。中医认为恶性肿瘤属于正虚邪实的疾病，治疗过程中强调整体观念、辨证论治，一方面要"扶正"，另一方面要"祛邪"，重在扶正固本，兼以祛邪。虽然中医药直接抗癌作用不及放化疗、靶向治疗等，但能够减轻上述治疗引起的恶心、呕吐、食欲减退、乏力、白细胞减少、免疫力下降等不良反应，改善患者症状、提高生存质量。现代中药药理研究发现，许多中药正是通过调节肿瘤患者的机体免疫功能达到抑制肿瘤的目的，特别是补益类及活血类中药。在恶性肿瘤治疗方面中西医各有优势，不能互相替代。

220. 中药中有抗癌药物吗？

中医治疗肿瘤的常用药物种类繁多，包括扶正固本、清热凉血、理气解郁、化痰散结、活血化瘀和以毒攻毒等。按照中医传统理论和中药学知识来分析，并没有所谓的专门"抗癌"中药。随着现代中药药理学研究不断深入，逐渐发现一些中药（或中药单体成分）对癌细胞具有一定的杀伤和抑制作用，也就相应的出现了"抗癌中药"的说法。这类具有抗癌作用的药物，往往被多数人直观的理解为具有杀伤癌细胞作用的中药，甚至被拿来与化疗药物类比，这种观点并不准确。大家平时所说的抗癌中药，多专指以毒攻毒类药物，这是对治疗恶性肿瘤中药的一种狭义理解。其实，广义上治疗恶性肿瘤的中药既包括以毒攻毒类药物，也包括扶正固本类药物和各种清热解毒、化痰散结、活血化瘀类药物。

221. 中医药治疗与放化疗、靶向治疗、免疫治疗等西医治疗方法能同时进行吗？

许多患者和家属会有这样的疑问：中药与放疗、化疗、免疫治疗、靶向治疗等西医治疗会不会有冲突？会不会影响西医治疗的效果？它们能同时进行吗？多年来，大量的临床实践证明，中医药与西医治疗之间不会发生冲突，截至目前没有患者因为接受中医药治疗而降低西医治疗效果的确切依据。中医治疗是肿瘤综合治疗方法之一，适用于肿瘤患者治疗的各阶段。在不同阶段，中医药扮演不同的角色、发挥不同的作用。放化疗期间，西医治疗方法是抗肿瘤治疗的主力军，其治疗本身具有较强的"杀伤力"，不仅能够杀死、抑制肿瘤细胞，对人体的正常细胞也会带来不同程度的损伤，表现为骨髓功能、消化系统、神经系统等方面的不良反应。这个阶段中医治疗处于辅助地位，侧重于为西医治疗"保驾护航"。通过益气扶正、填精养血、调理脾胃等治疗方法，改善或减轻患者乏力、失眠、恶心、呕吐、食欲减退、便秘、手足麻木、骨髓抑制等不良反应和症状，目的在于使患者的西医治疗得以较顺利地进行，所以，并不以抗肿瘤为主要治疗方向，也不建议过多使用以毒攻毒的抗癌中药。

222. 冬虫夏草、海参等营养品对肿瘤患者有益吗？

冬虫夏草既不是虫也不是草，是麦角菌科真菌冬虫夏草寄生在蝙蝠蛾科昆虫幼虫上的子座及幼虫尸体的复合体。虫草体外提取物具有明确的抑制、杀伤肿瘤细胞的作用。中医认为冬虫夏草性味甘、温，归肺、肾经，有补虚损、益精气、平喘止血化痰功能。冬虫夏草药用价值很高，具有阴阳双补的特点，尤其擅长补益肺、肾两脏，药性较平和，除感冒、有实热等情况外，普通人群多数都可服用，且全年均可服用，以冬季最佳。传统服用方法是煎煮内服，可以入丸、散，或研末食用，也可以泡酒、煲汤、煮粥服用。需要强调的是，无论哪种方法均应连渣服用，最大限度保证有效吸收。

海参是常用的食疗补品，主要作用是益精养血、补虚损，常被当做术后、产后、久病等身体虚弱者的营养品使用，其营养价值较高，也具有一定的药用价值，肿瘤患者可以服用，但不建议大量、长期服用。肿瘤患者在正常饮食能够得到保证的情况下，间断服用海参即可。需要注意的是，急性肠炎、感冒、平时大便溏泻者不适宜食用海参，避免加重病情或者使疾病迁延不愈。

223. 肿瘤患者放化疗后练习气功是否有益？

气功是具有广泛群众基础的养生保健锻炼方法，也是传统中医药学的重要组成部分。功法强调练习时要充分放松身体和心情，注重呼吸、意识的调整，与身体活动保持协调，有利于调节生理功能、减轻心理压力，这一点对于肿瘤患者的治疗康复来说是有益的。需要注意的是，练习气功应选择动作幅度较小、难度不大的功法，切忌练习体力要求较高、动作繁复的功法，以免加重身体负担。

（四）输血相关问题

224. 什么是血?

血液看起来是一种简单的液体，但血液成分却很复杂。血液由液体部分和细胞部分组成，液体部分称为血浆，在血浆中漂浮的细胞有3种，它们都由骨髓产生。①红细胞：红色的，是血液特有的颜色，将氧气从肺部输送到身体的所有部位。②白细胞：在抵抗感染方面很重要。③血小板：最小的血细胞，当血管发生损伤时，血小板的作用是"堵塞"血管的洞，并阻止出血。血浆中也含有蛋白质。最重要的蛋白质类型包括以下3种。①白蛋白：血浆中最常见的蛋白质类型，由肝脏产生，在全身运送营养和激素。②免疫球蛋白类（又称抗体）：由骨髓的特定白细胞产生的蛋白质类，给入侵的细菌和病毒"标记"，帮助白细胞"看到"并消灭它们。③凝血因子：组织受伤时帮助止血的蛋白质，凝血因子有很多种，大部分也由肝脏产生。

225. 人造血液存在吗?

大多数情况下，当人们想到人造血液时，想象的是一种不含任何人体血细胞但仍然在全身输送氧气的物质。目前，科学家还不能设计出这样的产品。

226. 为什么需要输血？

输血是现代医学非常重要的一种治疗手段，在外伤、分娩、手术等急性失血的救治，新生儿溶血病的换血治疗，各种严重疾病（血液病、癌症）的支持治疗，以及战伤、大面积烧伤、放射线损伤的抢救等方面都可能需要输血，输血已成为临床医疗工作中的重要组成部分。输注红细胞通常是为了纠正贫血（低血红蛋白水平），血小板或血浆主要用于预防出血或止血。以肿瘤患者为例，当发生严重贫血时，往往需要输血给予补充。肿瘤患者容易合并贫血，贫血发生率也较正常人群偏高，这与癌症患者营养吸收状况、肿瘤生长部位，尤其胃肠道肿瘤等因素有关系，导致出现造血原料的摄入不足或是丢失；此外，肿瘤晚期有可能会出现肿瘤细胞骨髓转移，进而影响正常造血功能，出现贫血等临床症状；同时肿瘤患者进行放化疗，尤其是化疗过程中可能有骨髓抑制，也能引起贫血等。正因如此，不少住院患者尤其是肿瘤和血液病患者，经常面对血液成分输注的选择。

227. 什么时候可以输血？

红细胞输注通常是给自身红细胞不足的患者，他们可能在手术或事故中失血过多；有些疾病会导致自己破坏自己的红细胞，或导致患者骨髓不能制造足够的红细胞。如果血红蛋白水平过低，意味着没有足够的红细胞将氧从肺部输送到身体的其他部位，输注红细胞的目的是提高血液的携氧能力。血小板输注通常是给血小板数量非常少或血小板不能正常工作的患者。在这些情况下，可能需要输注血小板来预防严重出血或治疗活动性出血。血浆输注通常用于凝血因子不足以正常形成血块的患者；为了预防严重出血或治疗活动性出血，可能需要输注血浆。

228. 需要输血应该怎么办？

临床医生根据治疗需要会进行不同血液成分输注的申请，在给患者开具血液成分输注处方时，医生必须向患者说明输血的益处和风险，并征求患者的同意。这些风险和获益将根据患者接受的血液成分及疾病状况而有所不同。患者在输血治疗前有任何问题或有任何不理解的地方，都应在输血前询问主管医生。在接受输血之前，患者血液样本将被送到输血医学实验室进行ABO和Rh血型确定和复核，同时进行抗体筛查以确定是否存在不规则红细胞血型同种抗体，大多数人没有这些同种抗体。然而，如果患者之前曾经输血、怀孕，或如果患有自身免疫性疾病，则可能已经产生了这些抗体。如果存在上述抗体，输血科工作人员将准确识别出这些抗体，并仔细寻找与患者血液相容并可以安全输注的适合血液成分。

229. 输血前相容性检测包括哪些项目？

输血相容性检测是临床安全输血的最重要保障，在输血前主要的检测包括血型鉴定、抗体筛检、抗体鉴定和交叉配血。血型由遗传基因决定，通常所说的血型主要是ABO血型和Rh血型，ABO血型有4个主要类型，即O型、A型、B型和AB型；Rh血型主要有2种——Rh

阳性（＋）、Rh阴性（－）。以上是输血时最重要的两个血型系统，但还有更多的血型系统很多人不知道，但对于输血都是非常重要的。截至2023年7月，国际输血协会确定的全部人类红细胞抗原数为390个，涉及45个血型系统、360个抗原，ABO和Rh血型系统就是其中的两个最主要的血型系统。当一个人接受了血液或接触了另一个人的血液，如怀孕期间，身体就会产生一种针对其他血型系统的抗体，它们能识别外来物质，如细菌，并提醒免疫系统，从而摧毁外来物质。当进行输血时，这些既往天然存在或免疫刺激产生的抗体的准确判断对于安全输血至关重要，需要通过抗体筛查和抗体鉴定试验进行确认，以便为患者选择血型抗原匹配的血液，而不仅仅考虑ABO血型和Rh血型。最后通过抗原抗体匹配后还需要进行交叉配血试验，确保通过层层筛选、检测的血液适合患者输注。

230. 输血有哪些风险？

在我国，输血是相对安全的，输血所引起的不良反应较低，采供血机构提供给临床的血液均按国家规定采用合格试剂进行了严格的检测，临床使用的血液被感染的可能性较小。但受当前科技水平的限制，仍难以避免输血所致的各种传播性疾病和不良反应，输血治疗存在一定风险，主要包括以下情况：①溶血反应。②非溶血性发热反应。③过敏反应。④病毒性肝炎、艾滋病、梅毒等。⑤巨细胞病毒感染、EB病毒感染、疟疾等。⑥输血相关移植物抗宿主病。⑦输血相关急性肺损伤。⑧循环负荷过重。⑨血液输注无效等。随着无偿献血在我国的全面推广、低危献血者的筛选以及核酸检测等措施的实施，当前输血传播艾滋病、丙肝和乙肝的风险已降至极低水平。常见的输血不良反应主要有发热、寒战、恶心、呕吐、头晕、荨麻疹、皮肤瘙痒和呼吸短促等，发生严重的输血不良反应风险非常低。但由于每个输血患者和献血者都是独一无二的，输血的免疫风险持续存在，需要医生与患者进行充分沟通，权衡不输血的风险是否大于输血风险。另外，肿瘤患者输注红细胞可能对机体的免疫系统产生一定抑制，从而加速肿瘤的复发与转移。

231. 输血发生不良反应怎么办？

由于输血不良反应的多样性，其处理方式和手段也不相同。在输血开始后的15分钟内，医护人员应密切观察患者，确保输血安全。输血不良反应中对患者威胁最大的是急性溶血反应，抢救不及时常导致患者迅速死亡。一旦出现急性溶血反应的征兆（高热、寒战、心跳加快、腰背疼痛、呼吸困难、酱油色尿等），应立刻停止输血，封存血袋，通知输血科复查患者和供血者血型，复查交叉配血结果；临床医生应在第一时间采取抢救措施，包括维持静脉通路、扩容，保持呼吸道通畅、给氧、循环支持、利尿、激素治疗等。输血不良反应中最常见的是过敏反应和非溶血性发热反应，程度较轻者在停止输血后常可自行恢复，较重者需药物治疗，如退热药、抗过敏药，极少数严重者（如过敏性休克）需抢救、抗休克治疗。输血相关的传播性疾病往往是大家最关心的问题，也是目前舆论媒体报道最多的输血风险。解决此问题的关键在于预防，一方面供血机构需不断提高检测水平，缩短艾滋病、乙肝等的检测窗口期；另一方面临床医生应严格把握输血指征，减少不必要的输血，降低感染风险。

232. 可以自身输血吗？

自身输血是相对于异体输血而言的，即患者接受的血液来自于自身而非他人。自体血只能回输给本人，不能给别人。自身输血有3种方式：①贮存式自身输血，指术前一定时间采集患者自身的血液进行保存，在手术期间输给患者。②急性等容性血液稀释，一般是在麻醉后、手术主要步骤开始前，抽取患者一定量自身血液在室温下保存备用，同时输入替代液（如盐水）使血液适度稀释，使手术中血液的有形成分丢失减少，然后根据术中失血情况将自身血液回输给患者。③回收式自身输血，指用血液回收装置，将患者体腔积血、手术失血及术后引流血液进行回收、抗凝、滤过、洗涤等处理，然后回输给患者。血液回收必须采用合格的设备，回收处理的血液必须达到一定的质量标准。

233. 哪些患者适合自身输血？

并不是所有的患者都适合自身输血，自身输血有其适应证：①只要患者身体一般情况好，无心脑血管疾病，血红蛋白＞110g/L或红细胞压积＞33%，行择期手术，本人签字同意后都可进行贮存式自身输血或者急性等容性血液稀释，但后者必须在术中密切监测血压、脉搏、血氧饱和度、红细胞压积和尿量的变化。②回收式自身输血要求较为严格，以下情况不能进行血液回收：血液流出血管外超过6小时；怀疑流出的血液被细菌、粪便、羊水或消毒液污染；怀疑流出的血液含有癌细胞；流出的血液严重溶血。

（五）癌 痛 治 疗

234. 癌症患者感到疼痛的原因有哪些？

癌症患者感到疼痛的原因主要有三大类：①癌症本身，最常见的原因是（肿瘤的局部浸润，淋巴结以及远处器官的转移均可出现疼痛；肿瘤组织直接释放或被肿瘤侵袭的周围组织释放疼痛物质包括前列腺素、细胞因子、白介素、P物质、组胺、肿瘤坏死因子、内皮因子，这些致痛因子导致外周神经敏化，痛阈下降）。其次是由于肿瘤生长过快或肿瘤过大导致患者感到某部位胀痛。②继发于肿瘤的相关因素，如肿瘤伴有感染、肿瘤导致肠道或其他管道系统梗阻、肿瘤破裂出血等。③诊治癌症过程中产生的疼痛，如手术或介入治疗引起急性疼痛、放疗可能损伤软组织或神经元结构，导致黏膜炎、直肠炎、小肠炎、骨坏死末梢神经病变、神经丛病变、化疗可以引起短暂的急性疼痛，如静脉输注性疼痛，也可伴发末梢神经炎、穿刺活检、骨髓穿刺、内镜检查等。

235. 疼痛的伴随症状有哪些？

了解疼痛的伴随症状可有助于患者及家属正确认识疼痛给患者带来的危害，及时正确治疗疼痛。通常疼痛的伴随症状有以下三方面。

（1）生理性症状：严重疼痛会导致患者出现恶心、呕吐、心悸、头昏、四肢发冷、出冷汗、血压下降甚至休克。慢性疼痛会引起患者失眠、便秘、食欲减退、肢体活动受限等。

（2）心理变化：顽固性及恶性疼痛会使患者感到忧郁、恐惧、焦躁不安、易怒、绝望等。

（3）行为异常：多见于慢性疼痛患者。不停地述说疼痛的体验及对其的影响；不断抚摸疼痛部位，甚至以暴力捶打；坐卧不安、尖叫呻吟、伤人、毁物。

236. 患者如何向医生描述自己的疼痛？

首先，应该向医生准确描述疼痛的部位：哪里感到疼痛？哪里疼痛最明显？是否伴随其他部位的疼痛？疼痛部位是否游移不定？其次，要告诉医生疼痛发作的特点：是持续痛还是间歇痛？什么因素使疼痛加剧或缓解？一天中什么时间感到最痛？如果是间歇痛多长时间发作一次？最后，要向医生描述疼痛程度：是轻度、中度、重度还是严重痛？

特别要注意的是，对疼痛程度的诊断应该是依据患者所表述的感觉，而不是医生认为"应该是怎样的程度"。所以正确向医生描述疼痛可以帮助医生对患者进行有效治疗。

237. 世界卫生组织推荐的治疗癌痛三阶梯镇痛方案是什么？

为了提高癌症患者的生活质量，达到持续镇痛的效果，使癌痛患者夜间能够睡觉，白天休息、活动、工作时无痛，世界卫生组织推荐采用三阶梯镇痛方案，具体分类如下。

第一阶梯：应用非阿片类药物镇痛，加用或不加用辅助药物。

第二阶梯：如果疼痛持续或加剧，在应用非阿片类镇痛药基础上加用弱阿片类药物[1]和辅助药物。

第三阶梯：强阿片类药物与非阿片类镇痛药及辅助药物合用，直到患者获得完全镇痛。

如果疼痛仍然持续，应进行神经破坏或介入治疗等有创性治疗。尽量维持无创性给药途径，这种途径简单、方便、安全、费用低。

2011年我国卫生部向全国推广癌痛的规范化治疗（GPM），癌痛治疗从世界卫生组织三阶梯镇痛向GPM扩展。《难治性癌痛专家共识（2017年版）》在整合多学科专家意见的基础上，经过4年多的专家讨论、文献检索、临床医生的调研，以学科交叉的方式，通过评估给予患者制订个体化治疗方案。在癌痛治疗方案中，既考虑到镇痛效果，又要改善患者的生理功能，提升癌痛患者的生活质量。

238. 三阶梯镇痛方案的基本原则是什么？

三阶梯镇痛方案的基本原则为：按阶梯给药，口服给药，按时给药，用药个体化，注意具体细节。

按阶梯给药：①根据患者的疼痛程度给予相应阶梯的药物，如果患者就诊时已经是重度疼痛，就应该直接使用重度镇痛药，无需从第一阶梯开始。②在使用第一或第二阶梯药物时，其镇痛作用都有一个最高极限（天花板效应），因此，在正规使用第一、第二阶梯药物后，

1　弱阿片类药物：和阿片受体有一定的亲和力，但亲和力比较弱，所以称为弱阿片类药物。临床上常用的弱阿片类药物包括曲马多、可待因等，此类药物通常具有镇痛、镇静以及止咳的作用，常见不良反应包括便秘、头晕、恶心、呕吐、皮疹、瘙痒、嗜睡及尿潴留等，也有引发呼吸抑制的可能。应遵医嘱使用。

如果疼痛不能控制，不应再加量、换用、联用同一阶梯的镇痛药物，应选择更高阶梯的镇痛药物。③第三阶梯代表药物为吗啡，此阶梯药物没有"天花板效应"，如果常规剂量控制疼痛效果不佳可以逐渐增加吗啡剂量，直至完全控制疼痛为止。

口服给药：在可能的情况下尽量选择口服、透皮贴剂等无创方式给药，这种用药方式简单、经济、方便、易于患者接受，并且不易产生成瘾性及药物依赖性。

按时给药：按规定时间间隔给药，不论患者当时是否有疼痛发作，而不是等到患者痛时才给药，这样可保证达到持续镇痛的效果。

用药个体化：不同的患者对麻醉性镇痛药的敏感性存在个体差异，而且差异性可能很大，同一个患者在癌症的不同病程阶段疼痛程度也在发生变化，所以阿片类药物没有标准用量，要时刻根据患者的疼痛缓解状况增、减用药剂量，凡是能够使疼痛控制的剂量就是正确的剂量。

注意具体细节：对服用镇痛药的患者要注意监护，密切观察其反应，目的是使患者获得最佳镇痛而产生最小的不良反应。

239. 什么是非阿片类镇痛药？

非阿片类镇痛药指镇痛作用不是通过激动体内阿片受体而产生的镇痛药物。按作用机制主要分为以下两类。

（1）非甾体抗炎镇痛药：具有解热镇痛且多数兼具消炎、抗风湿、抗血小板聚集作用的药物，主要用于治疗炎症、发热和疼痛，如吲哚美辛、对乙酰氨基酚、布洛芬（芬必得）、萘普生、舒林酸（奇诺力）、塞来西布（西乐葆）等。

（2）非阿片类中枢性镇痛药：作用于中枢神经系统，影响痛觉传递而产生镇痛作用，如曲马多、氟吡汀。

240. 什么是阿片类镇痛药？

阿片类镇痛药为一类作用于中枢神经系统，激动或部分激动体内阿片受体，选择性减轻或缓解疼痛，对其他感觉无明显影响，并能保持清醒的一类镇痛药物。镇痛作用强，还可消除因疼痛引起的情绪反应。阿片类镇痛药按药物来源可分为以下三类。

（1）天然的阿片生物碱，如吗啡、可待因。

（2）半合成的衍生物，如双氢可待因。

（3）合成的麻醉性镇痛药，如哌替啶（杜冷丁）、芬太尼族[1]、美沙酮等。

241. 按三阶梯镇痛方案常用的镇痛药有哪些？

很多患者不知道自己服用的药物属于哪一个阶梯，按三阶梯镇痛方案常用的镇痛药有：

第一阶梯：轻度镇痛药，以非甾体抗炎药为主。常用的有阿司匹林、意施丁（吲哚美辛控释片）、泰诺林（对乙酰氨基酚为主）、百服宁（对乙酰氨基酚为主）、必理通（对乙酰氨基酚）、散利痛（对乙酰氨基酚＋咖啡因等）、芬必得（布洛芬）、扶他林（双氯芬酸钠）、凯扶兰（双氯芬酸钾）、奥湿克（双氯芬酸钠＋米索前列醇）、奇诺力

三、治疗篇

---

[1] 芬太尼族：包括芬太尼、阿芬太尼、苏芬太尼和瑞芬太尼等药物。由于芬太尼的高效性和强效性，它的滥用和非法市场使用也存在风险。因此，芬太尼的使用应受到严格的监管和控制，只能在临床医生的指导下使用。

（舒林酸）、美洛西康（莫比可）、萘普生、西乐葆（塞来昔布）等。

第二阶梯：中度镇痛药，以弱阿片类药物为主。常用的有奇曼丁（盐酸曲马多缓释片）、泰勒宁（氨酚羟考酮）、路盖克（可待因＋对乙酰氨基酚）、氨酚待因（可待因＋对乙酰氨基酚）、双克因（酒石酸二氢可待因控释片）、泰诺因（可待因＋对乙酰氨基酚）、盐酸丁丙诺啡舌下片、强痛定针剂等。

第三阶梯：重度镇痛药，强阿片类药物。常用的有硫酸吗啡控释片（美施康定）、盐酸羟考酮控释片（奥施康定）、芬太尼透皮贴剂（多瑞吉）、盐酸吗啡片剂及针剂、盐酸哌替啶（杜冷丁）片剂及针剂等。

242. 癌痛患者如果合并神经病理性疼痛怎么办？

神经病理性疼痛是由于神经系统损伤或受到肿瘤压迫或浸润所致的一种难治性疼痛。患者在服用阿片类镇痛药的同时，应根据疼痛的不同表现联合应用抗抑郁药、抗惊厥药以及其他局部用药辅助治疗。表现为烧灼样疼痛的患者应加服三环类抗抑郁药，如阿米替林、多塞平（多虑平）等。表现为电击样疼痛的患者应加服抗惊厥药，如加巴喷丁、卡马西平、普瑞巴林等。对于药物治疗无效或疗效较差者可以考虑介入治疗和手术治疗：①神经阻滞治疗。②中枢靶控输注镇痛（鞘内输注系统）。③近距离放射性粒子植入术。

243. 癌痛患者应该什么时候开始镇痛治疗？

目前主张癌症患者一旦出现疼痛就应及早开始镇痛治疗，而不必忍受疼痛的折磨。疼痛会影响患者的生活质量，使患者无法正常睡眠、正常工作、正常娱乐等，部分患者还会出现抑郁、焦虑、消沉等心理障碍。早期的癌痛在疾病未恶化时，及时、按时用药比较容易控制，所需镇痛药强度和剂量也最低，还可避免因治疗不及时而最终发展成难治性疼痛。

244. 阿片类药物是治疗癌痛的首选吗？

阿片类药物是最古老的镇痛药，也是迄今为止最有效的镇痛药。世界卫生组织提出："尽管癌痛的药物治疗及非药物治疗方法多种多样，但在所有镇痛治疗方法中，阿片类镇痛药是癌痛治疗中必不可少的药物。对于中度及重度的癌痛患者，阿片类镇痛药具有无可取代的地位"。在癌痛治疗中之所以对阿片类镇痛药的作用有如此高的评价，是源于这类药物有以下三大特点。

（1）镇痛作用强：阿片类药物的镇痛作用明显超过其他非阿片类镇痛药。

（2）长期用药无器官毒性作用：阿片类药物本身对胃肠、肝、肾器官无毒性作用。

（3）无"天花板效应"：因肿瘤进展而使患者癌痛加重时，或用阿片类药物镇痛未达到理想效果时，可通过增加阿片类药物的剂量提高镇痛治疗效果，其用药量无最高限制性剂量。

245. 阿片类药物的不良反应有哪些？出现后应立即停药吗？

阿片类药物常见的不良反应主要为便秘（发生率90%）和恶心、

呕吐（发生率30%），其他包括眩晕（发生率6%）、尿潴留（发生率5%）、皮肤瘙痒（发生率1%）、嗜睡及过度镇静（少见）、呼吸抑制、躯体和精神依赖（少见）、肌阵挛，阿片过量和中毒（少见）、谵妄、精神错乱及中枢神经不良反应（罕见）。除便秘外，其他不良反应一般出现在用药初期，数日后患者都会逐渐耐受或自行消失。出现便秘者可采用对症治疗，不影响患者继续用药。在医生正确指导下用药，其他少见和罕见不良反应可减少或避免发生。所以患者不必担心阿片类会发生严重不良反应而停药。

246. 非阿片类药物吃了不管用多吃点行吗？

许多患者及家属认为非阿片类药物比阿片类药物安全，可以多吃，并因惧怕阿片类药物成瘾，想尽量避免用强阿片类药物。其实这种想法和做法都不对。非阿片类镇痛药镇痛效果并不是与用量成正比，当达到一定剂量水平时，增加用药剂量并不能增加镇痛效果，而且药物的不良反应将明显增加，也就是通常所说的"天花板效应"。阿片类药物如果在医生指导下正确个体化用药，防治药物的不良反应，长期用药对肝、肾等重要器官无毒性作用。与之相比，非阿片类镇痛药长期用药或大剂量用药发生器官毒性反应的危险性明显高于阿片类镇痛药。非甾体抗炎药是非阿片类药中的一种，其在用药初期大多无明显不良反应，但长期用药，尤其是长期大剂量用药则可能出现消化道溃疡、血小板功能障碍及肾毒性等。大剂量对乙酰氨基酚可引起肝毒性。因此，如果正确使用，一般阿片类镇痛药比非阿片类药更安全。

247. 什么是药物的耐药性？镇痛药也能产生耐药性吗？

耐药性又称抗药性，指微生物、寄生虫或肿瘤细胞与药物多次接触后，对药物的敏感性下降甚至消失，致使药物对耐药微生物、寄生虫或肿瘤细胞的疗效降低或无效。阿片类药物耐受是指随着药物累加剂量和给药次数的增加，以及持续服药时间的延长，必须增加药物剂量，才能达到之前同等的镇痛治疗效果。镇痛药反复使用后也会产生耐药性，其结果导致镇痛作用下降，作用时间缩短，有些需要逐渐增加剂量才能维持其镇痛效果。

248. 什么是药物的依赖性？镇痛药会产生依赖性吗？

大剂量长期反复使用阿片类药物常导致药物成瘾，阿片成瘾是一种慢性、复发性脑疾病，以强迫性用药症状和持续性渴求状态为特征，包括精神依赖和躯体依赖两种。

精神依赖又称心理依赖，也就是通常所说的成瘾性，指患者对某种药物的特别渴求，服用后在心理上有特殊的满足感。镇痛药物容易产生成瘾性。阿片类药物成瘾的特征是持续地、不择手段地渴求使用阿片类药物，主动觅药，目的不是镇痛，而是达到"欣快感"，这种对药物的渴求行为会导致药物的滥用。对精神依赖的过于担心是导致医生和患者未合理使用阿片类药物的重要原因。大量国内外临床实践表明，阿片类药物用于癌症患者镇痛成瘾者极其罕见。

躯体依赖指重复多次给予同一种药物，使其中枢神经系统发生某种生理或生化方面的变化，致使对某种药物成瘾，也就是说需要某种药物持续存在于体内，否则药瘾大发，产生戒断症状。阿片类药物成瘾表现为用药一段时间后，突然停用阿片类药物后出现的流涕、流泪、打哈欠、出汗、腹泻、失眠以及焦虑、烦躁等一系列戒断症状。戒断症状很容易通过逐渐减少用药剂量来避免。

耐药性和躯体依赖性是阿片类药物的正常药理学现象，癌痛患者通常使用阿片类药物的控释或缓释剂型，极少发生精神（心理）依赖。癌痛患者如发生药物依赖性并不妨碍医生有效地使用此类药物。

249. 长期用阿片类镇痛药会成瘾吗？

对阿片类药物成瘾的恐惧是影响患者治疗疼痛的主要障碍。世界卫生组织对癌痛患者使用镇痛药已经不再使用成瘾性这一术语，替代的术语是药物依赖性。镇痛药躯体依赖性不等于成瘾性，而精神依赖性才是人们常说的成瘾性。躯体依赖性常发生于癌痛治疗过程中，表现为长期用阿片类药物后对药物产生一定的躯体依赖性，突然中断用药会出现流涕、流泪、打哈欠、出汗、腹泻、失眠、焦虑及烦躁等不舒服的症状（戒断症状）。癌痛患者因疼痛治疗的需要对阿片类药物产生耐受性（需要适时增加剂量才能达到原来的疗效）及躯体依赖性是正常的，并非意味已"成瘾"，不影响患者继续安全使用阿片类镇痛药。在医生的指导下，采用阿片类药物控释、缓释制剂，口服或透皮给药[1]，按时用药等规范化用药方法，可以保证理想的镇痛治疗。

---

1 透皮给药：将药物涂抹或敷贴于皮肤表面，通过皮肤吸收药物的一种给药方法。除作为皮肤患处的局部给药外，还可作为全身性给药方法。

250. 害怕增加阿片类药物剂量，部分缓解疼痛就可以凑合了？

有些患者因害怕药物成瘾而不敢增加阿片类药物剂量，造成用药剂量不足，这样会导致镇痛不足，长期的疼痛刺激将使疼痛进一步加重，形成神经病理性疼痛等难治性疼痛，最后形成恶性循环。对于癌症患者，疼痛治疗的主要目的应该是根据患者具体情况合理、有计划地综合应用有效镇痛治疗手段，最大限度缓解癌痛症状，持续、有效地消除或减轻疼痛，降低药物的毒副反应，最大限度地提高患者的生活质量。理想的镇痛治疗应该是使患者达到无痛休息和无痛活动。消除疼痛是患者的基本权利，所以每个癌痛患者都不应该忍受不必要的疼痛，要相信疼痛是可以控制的，要在医生的指导下最大限度地缓解自己的疼痛。

251. 一旦使用阿片类药物就不能停止吗？

一些服用阿片类镇痛药的癌痛患者接受化疗、放疗、手术治疗或其他抗肿瘤治疗后，肿瘤得到了控制，疼痛明显减轻，这些患者想知道镇痛药是否可以停止服用。因此，只要疼痛得到满意控制，可以随时安全停用阿片类镇痛药。吗啡日用剂量在30～60mg时，突然停药一般不会发生不良反应。长期大剂量用药者，突然停药可能出现戒断综合征。所以长期大剂量用药的患者应在医生指导下逐渐减量停药。

252. 长期服用阿片类药物的患者有最大剂量的限制吗？

阿片类药物是目前发现镇痛作用最强的药物，并且没有"天花板效应"，镇痛作用随剂量的增加而增强，因此，并不存在所谓最大或最佳剂量。对个体患者而言，最佳剂量是最有效的镇痛作用和可耐受的毒副反应。所以，只要镇痛治疗需要，都可以使用最大耐受剂量的阿片类镇痛药，以达到理想缓解疼痛。

253. 两个长效阿片类药物能否联合使用？

首先，要告诉患者这是不规范用药，目前没有任何一个权威《癌痛诊治指南》中推荐这样用药。其次，也没有必要这样做，在医生指导下可以通过增加单一阿片类药物的剂量来实现良好的镇痛效果。此外，患者要了解合用长效阿片类药物是有害的，两种长效类阿片药物作用机制相似，药理作用叠加，毒副反应发生的种类有可能增加，概率增大，用药剂量不容易掌控，容易过量，一旦过量，出现的毒副反应难以处理。

254. 口服阿片类控释片控制疼痛趋于稳定，但有时会出现突发性疼痛怎么办？

突发性疼痛又称暴发痛，指在持续、恰当控制慢性疼痛已经相对稳定的基础上突发的剧痛。暴发痛常被患者报告为无规律性、散在发生、急性发作、持续时间短、瞬间疼痛加剧、强度为中到重度，可以超出患者已控制的慢性癌痛水平。暴发痛可以是与原发性疼痛一致或感觉完全不同的阵发性疼痛。暴发痛可以由不同诱因而发作（与肿瘤相关、与治疗相关、伴随的其他疾病），病理生理机制也可能不同（伤害性疼痛、神经源性疼痛、复合性疼痛）。暴发痛可以干扰患者的情绪、日常生活（睡眠、社会活动、生活享受等），对疼痛的总体治疗产生负面影响。所以，及时治疗暴发痛非常有必要。患者要告诉医生存在暴发性疼痛，而不要因为暴发痛的持续时间短而忍受疼痛。目前，治疗暴发痛的主要方法为在医生的指导下使用合适补救剂量即控释型或速释型阿片类药物，并根据暴发痛的原因合理应用辅助药物等。

255. 哌替啶（杜冷丁）是最安全有效的镇痛药吗？

经常有一些患者会对医生说："我疼得很厉害，吃药没用，我要打杜冷丁。"这种观点是错误的，目前，世界卫生组织已不再推荐使用哌替啶（即杜冷丁）作为癌痛患者的镇痛药物。哌替啶的镇痛作用强度仅为吗啡的1/10，在体内的代谢产物具有潜在神经毒性及肾毒性。此外，因哌替啶口服吸收利用率差，多采用肌内注射给药，肌内注射使患者注射局部产生硬结和新的疼痛感，不宜用于慢性癌痛的治疗。

256. 治疗癌痛除口服镇痛药外，还有哪些方法？

癌痛的原因多样，性质复杂，因此癌痛的综合治疗也显得很重要。目前，癌痛治疗中应用的方法很多，除口服镇痛药治疗外，还有放疗、化疗、放射性同位素治疗、神经阻滞、神经毁损、脊髓刺激、射频消融、鞘内药物输注系统植入术，以及中医中药辅助治疗和心理治疗等方法。

257. 癌痛患者在接受其他抗肿瘤治疗的同时可以使用镇痛药吗？

许多癌症患者在进行化疗、放疗、手术治疗或其他抗肿瘤治疗的过程中出现疼痛，这些患者通常会担心镇痛药会影响抗肿瘤治疗的效果而尽量忍受疼痛。目前的研究显示镇痛药对其他抗肿瘤药没有不良影响，良好的镇痛可以有助于患者顺利完成其他抗肿瘤治疗。

258. 心理治疗对癌痛患者有什么帮助？

癌痛的顽固和持续存在，使之比其他任何症状更易引起患者的心理和精神障碍以及抑郁、焦虑等不良情绪，能明显地加重疼痛的感知和体验，所以在控制癌痛的同时引入心理和精神治疗越来越受到人们的关注。有研究指出，心理应激可以促进内脏痛的痛觉过敏症状发生。心理应激可以增加下丘脑活动，促进促肾上腺皮质激素释放，激活下丘脑-垂体-肾上腺轴，引起皮质醇表达上调，进而促进肠内敏感性，提示促肾上腺皮质激素与压力诱发的内脏痛过敏有关。心理治疗通过宣传教育，医生、患者、家属间的交流，让患者获得有关知识，采用转移注意力、放松训练、精神治疗等方法引导患者正确看待身体的感觉和现实，纠正错误认识，改善或重建对现实问题的看法和认识，改变身体对疼痛的反应，增强患者的治疗信心，对有效地控制癌痛起到很好的辅助作用。

（六）营　养

259. 常规膳食有哪些？

常规膳食包括普食、软食、半流食、流食等。

260. 什么是清流质饮食、流质饮食、半流质饮食和软质饮食？

清流质饮食：是一种限制较严格的流质饮食，包括水、米汤、果汁等。

流质饮食：是食物呈液体状态，包括有稠米汤、牛奶、菜汁、清鸡汤、清肉汤等。

半流质饮食：是食物呈半流质状态，纤维素含量少，容易咀嚼和消化，营养丰富的食物。有粥、面条、蒸鸡蛋羹、豆腐脑等。

软质饮食：是质软、粗硬纤维含量少、容易咀嚼和消化的食物。包括软米饭、馒头、包子、面条和各种粥类。肉类应剁碎，菜应切细。蛋类可用炒、煮和蒸等方法。水果应去皮，香蕉、橘子、猕猴桃等均可食用。

261. 如何配制普食？

普食与常人平时所用膳食基本相同，每日3餐。主要适用于饮食不受限制，体温正常或接近正常，消化功能无障碍及恢复期患者。膳食原则应注意能量和营养素含量必须达到每日膳食供给量的标准。能量每日在2000～2200kcal，蛋白质供给为优质蛋白40%以上，普食食物品种应多样化。食物分配比例也应合理，通常早餐为25%～30%，中餐为30%～40%，晚餐为30%～40%。

262. 软质饮食如何配制？

软质饮食质软、易咀嚼，比普食更易消化。每日供应3餐或5餐（3餐外加2餐点心）。主要适用于消化吸收能力稍弱的患者，低热患者，老年人及幼儿，肛门、结直肠术后患者。能量供给每日在1800～2000kcal。食物中植物纤维和动物肌纤维须切碎煮烂。因食物中可能丧失维生素和矿物质，应额外补充菜汁、果汁等。

263. 半流质饮食如何配制？

半流质饮食较稀软，呈半流质状态，易于咀嚼和消化。介于软质饮食和流质饮食之间。主要适用于发热患者以及口腔、耳鼻咽喉和颈部手术后患者。每日能量供给为1500～1800kcal。应少食多餐，每餐间隔2～3小时，每日5～6餐。主食定量每日不超过300g。

264. 流质饮食如何配制?

流质饮食是极易消化、含渣很少、呈液体状态的饮食。所供给能量、蛋白质及其他营养素均较缺乏，不宜长期使用。流食又分为浓流质饮食、清流质饮食、冷流质饮食和不胀气流质饮食。适用于高热、病情危重、术后宜进流食患者。食管肿瘤、胃肠肿瘤患者手术后宜进流质饮食，口腔、面部和颈部手术后因吞咽困难宜进浓流质饮食，需鼻饲。腹部手术和盆腔手术后宜进不胀气流质饮食（忌甜流质饮食）。喉部手术后宜进冷流质饮食，防止切口出血和对咽喉部刺激。流质饮食每日供给能量800kcal，只能1～2天短期使用。少量多餐（6～7餐）。不含刺激食物及调味品。

265. 何谓膳食宝塔?

膳食宝塔是中国营养学会推荐的食谱。塔底由五谷杂粮组成，塔的中部是蔬菜和水果，塔上部是肉类、家禽、水产品、蛋类、豆类和奶制品，塔尖是高脂食物（图1）。

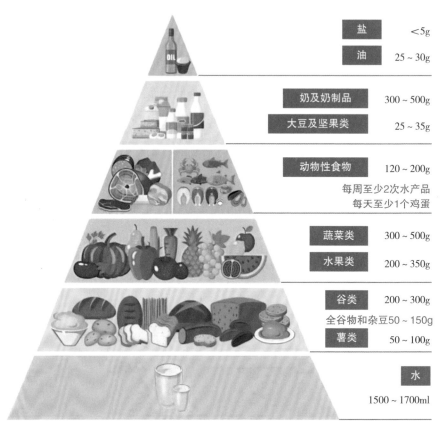

盐	<5g
油	25～30g
奶及奶制品	300～500g
大豆及坚果类	25～35g
动物性食物	120～200g
	每周至少2次水产品
	每天至少1个鸡蛋
蔬菜类	300～500g
水果类	200～350g
谷类	200～300g
全谷物和杂豆	50～150g
薯类	50～100g
水	1500～1700ml

图1　中国居民平衡膳食宝塔（2023）

266. 何谓营养素？有何功能？

营养素是用来满足机体的正常生长发育、新陈代谢和日常活动的需要的物质。包括蛋白质、脂类、碳水化合物、维生素、矿物质、膳食纤维和水。

营养素的功能是满足人体需要的能量，构成人体组织和器官，维持正常生长发育、新陈代谢和各种生命活动。

267. 摄入营养素的高低与肿瘤的发生有关吗？

摄入营养素高或低都与肿瘤的发生有关，所以需要均衡的膳食。以下营养素的高或低与一些肿瘤的发生有关。

（1）高能量饮食可致结直肠癌、乳腺癌、肝癌、胆囊癌、胰腺癌、肾癌和子宫内膜癌发生率增高。

（2）高蛋白饮食可致淋巴瘤发生增多。低蛋白饮食的肝癌、食管癌发病率增高，而乳腺癌发生率降低。

（3）高脂肪饮食可致乳腺癌、结直肠癌、前列腺癌发生率增高，低脂肪饮食使宫颈癌、子宫内膜癌、食管癌和胃癌发生率增高。

（4）食用过少食物纤维可致结直肠癌发生率增高，食用过多食物纤维可致胃癌和食管癌发生率增高。

（5）大量饮酒可使肝癌、口腔癌、喉癌、食管癌、乳腺癌、甲状腺癌、皮肤癌等的发生率增高。

（6）维生素A缺乏可致口腔黏膜肿瘤、皮肤乳头状瘤、颌下腺肿瘤发生率增高。

（7）维生素B_1和维生素B_2缺乏可致肝癌发生率增高。

（8）维生素B_{12}缺乏可致胃癌和白血病发生率增高。

（9）维生素C高摄入可降低胃癌、口咽部肿瘤、食管癌、肺癌、胰腺癌和宫颈癌的发生率。

（10）维生素E缺乏会导致肺癌、乳腺癌和宫颈癌发生率增高。

（11）碘缺乏可致甲状腺癌和甲状旁腺癌发生率增高。

（12）硒摄入减少可致乳腺癌、卵巢癌、结肠癌、直肠癌、前列腺癌、白血病和泌尿系统肿瘤发生率增高。

（13）高钙、高维生素D可使结直肠癌发生率降低。

（14）铁缺乏可致胃肠道肿瘤发生率增高。

（15）锌食入缺乏可使肺癌、食管癌、胃癌、肝癌、膀胱癌和白血病发生率增高。

268. 何谓膳食纤维？有何作用？

膳食纤维指来源于植物的不被小肠中消化酶水解而直接进入大肠的多糖和极少量木质素类物质。又分为可溶性膳食纤维（果胶、树胶和植物多糖等）和不可溶性膳食纤维（纤维素、木质素和半纤维素等）。膳食纤维来源于谷类纤维、燕麦纤维、番茄纤维、苹果纤维、魔芋葡聚糖纤维、抗性淀粉等。

可溶性膳食纤维具有减缓葡萄糖在小肠吸收、降低血清胆固醇、延缓胃排空等生理功能。

不可溶性膳食纤维具有增加粪便的重量、刺激肠蠕动、减少粪便在肠道停留时间等生理功能。

269. 哪些食物具有抗癌作用？

分为4类。①谷类及杂粮：玉米、燕麦、米、小麦、黄豆。②蔬菜类：大蒜、洋葱、韭菜、芦笋、青葱、西蓝花、甘蓝菜、芥菜、萝卜、番茄、马铃薯、辣椒、甜菜、胡萝卜、芹菜、荷兰芹。③水果类：柳橙、橘子、苹果、猕猴桃。④坚果：核桃、松子、开心果。

270. 哪些食物中可能含有致癌因素？

目前了解的大约有50%癌症与饮食和营养因素有关，这些因素包括食品本身成分、污染物、添加剂以及食品烹饪加工不当所产生的致癌因素。与这些因素有关的食品如下。

（1）腌制食品：如腌肉、咸鱼、咸菜等，这些食物中含有较多的二甲基亚硝酸盐，在人体内可以转化为二甲基硝酸胺，这是一种致癌物质，可以引起食管癌、结直肠癌等多种恶性肿瘤。

（2）烧烤食品：如烤羊肉串、烤牛排等。这些食物被烧烤时沾染了大量的碳燃烧物，而且这些食物中很多烧焦的成分含有较多的致癌物质。

（3）熏制食品：如熏肉、熏鱼等，这些食物的制作过程类似烧烤过程，熏制使用的烟雾会将大量致癌物质附着于食物上。

（4）油炸食品：油炸食物时可产生致癌物；油炸食物时使用的油，如果多次高温使用也会产生致癌物质。

（5）霉变食品：因为这些食物中含有黄曲霉毒素，是较强的致癌物质。

271. 哪些蔬菜、水果具有抗癌防癌作用？

（1）大蒜：大蒜素可抑制致癌物质亚硝胺在胃内的合成。大蒜含有丰富的硒和锗，是预防肿瘤的重要成分。

（2）西红柿：含有的番茄红素是一种抗氧化剂，可抑制某些致癌物的氧化自由基，防止癌的发生。西红柿还含有谷胱甘肽，具有延缓细胞衰老、降低恶性肿瘤发病率的作用。

（3）木瓜：木瓜蛋白酶有多种功能，将其注射到肿瘤组织中有一定抑瘤作用。木瓜中所含的木瓜素可以调理脾胃，促进消化，对脾湿碍胃引起的消化不良及放化疗引起的消化道症状有一定治疗作用。

（4）卷心菜：含有较多的维生素E，可以提高免疫功能，增强抗病能力。此外，其还含有多种分解亚硝胺的酶，可抑制致癌物亚硝胺的致突变作用。卷心菜中含有微量元素钼，在清除致癌物的作用中钼元素是重要因素之一。卷心菜属于十字花科植物，可以诱导芳烃羟化酶的活性，从而分解致癌物多环芳烃，可以降低胃癌、结直肠癌的发生。此外，其还含有多种氨基酸以及胡萝卜素、维生素C，对提高细胞免疫功能有作用，对肿瘤患者、年老体弱者及多数慢性病患者都很有好处，是欧美餐桌上"主菜"之一。

（5）山楂：提取的黄酮类化合物具有较强抗肿瘤作用，多酚类化合物有阻断黄曲霉毒素的致癌作用，从而防止实验性肝癌的形成。山楂有一定的补益作用，还可增强T细胞的免疫功能，延长荷瘤小鼠的生存时间。

（6）大枣：含有丰富的环磷酸腺苷以及丰富维生素，可促进造血、提高机体免疫力。

（7）甘蓝：含有吲哚、萝卜硫素、异硫氰酸盐等。萝卜硫素抗癌效力最强，异硫氰酸盐可诱导解毒酶，并可抑制细胞向癌变发展。吲哚及其衍生物对癌形成有抑制作用。

（8）红薯：含有丰富的β-胡萝卜素，是一种有效的抗氧化剂，有助于清除体内的自由基，具有抗癌效应。另外，红薯是高纤维素蔬菜，对防治结直肠癌有显著功效。红薯还是理想的减肥食品，它含热量非常低，只是一般米饭的1/3，含有丰富的纤维素和果胶可以阻止糖转化为脂肪。

（9）南瓜：含有一种可分解致癌物亚硝胺的发酵素，可以消除亚硝胺致癌作用，减少消化系统肿瘤发生。

（10）无花果：活性成分能抑制癌细胞的蛋白质合成，使癌细胞失去营养而死亡。具有抗癌、防癌、增强人体免疫功能的作用。

（11）酸梅：有增强白细胞的吞噬能力，提高机体免疫力，有一定的抗肿瘤作用。

（12）苹果：有很强的抗氧化能力，防止自由基对细胞的损伤，具有防癌作用。

（13）茄子：是癌症的"克星"。它有防止癌细胞形成作用。茄子中提取龙葵素可治疗胃癌、唇癌、宫颈癌等。

（14）芦笋：含有特别丰富的组织蛋白，可以防止癌细胞扩散和抑制癌细胞生长。

（15）芹菜：含有丰富的抗氧化剂，且颜色越深，抗癌效果越强。芹菜还有降血压作用。芹菜含有大量纤维素，可预防结直肠癌。

（16）菠菜：含有β-胡萝卜素和叶绿素，多具有抗氧化作用，可预防癌症发生。

272. 如何选择富含维生素的食物？

对于癌症预防或保健，推荐多吃新鲜蔬菜和水果。蔬菜水果中不但含有丰富的抗氧化剂，如类胡萝卜素、维生素C、维生素E等，还含有植物化学物质，包括萜类化合物、有机硫化合物、类黄酮、植物多糖等（表2）。这些植物化学物质具有抗氧化、调节免疫力、抑制肿瘤等作用。有充分证据表明蔬菜和水果能降低口腔、咽、食管、肺、胃、结直肠等癌症的发病风险。

表2 常见维生素、微量元素、宏量元素含量丰富的食物表

维生素	食物来源
维生素C	鲜枣、柑橘类、刺梨、木瓜、草莓、芒果、西蓝花
维生素A	动物肝脏、甘薯、胡萝卜、菠菜、芒果
维生素B_1	猪里脊肉、绿茶、糙米、花斑豆、烤土豆
维生素B_2	玉米、紫米、黑米、大麦、菠菜、鸡肉、鲑鱼
维生素B_3	鸡肉、金枪鱼、牛肉、花生
维生素B_{12}	牡蛎、蟹、牛肉、鲑鱼、鸡蛋
叶酸	菠菜、橘子、莴笋、生菜
维生素D	蛋黄、动物肝、鱼类、强化牛乳
维生素E	坚果类、植物油类、鹅蛋黄、木瓜
铁	猪肝、鸡肝、牡蛎、牛肉、什锦豆类
硒	坚果、猪肾、金枪鱼、牛肉、鳕鱼
锌	牡蛎、小麦胚粉、山核桃
钙	酸奶、奶酪、牛奶、沙丁鱼、豆干、黑芝麻
钾	香蕉、黑加仑、龙眼、小麦胚粉、豆类、干银耳、紫菜

273. 是否应该相信某些宣传中讲的抗肿瘤饮食？

广告中常宣传某些特殊食品或"抗肿瘤食品"对身体非常有益。它们无法替代健康的平衡膳食在维持身体健康中发挥的作用。世界卫生组织建议每天至少应该摄入400g水果和蔬菜，预防癌症和其他慢性病。

274. 补品有抗肿瘤作用吗?

肿瘤患者及家属都希望通过补品增加抗肿瘤作用，以下补品与抗肿瘤作用有关。

（1）冬虫夏草：主要成分是蛋白质，含有丰富的游离氨基酸、多糖、微量元素、维生素B_{12}、冬虫夏草素等。虫草具有良好的免疫调节功能，对骨髓造血功能及血小板的生成有促进作用，这对减轻放化疗的不良反应是有好处的。

（2）香菇：提取的香菇多糖可提高免疫功能，促进白介素-2和肿瘤坏死因子的生成，提高体内超氧化物歧化酶活性，这些作用对保肝降脂、延缓衰老有益。香菇中含有β-葡萄糖苷酶，这种物质可促进机体的抗癌作用，因此有人把香菇说成防癌食品。

（3）灵芝：含有丰富的有机锗，对预防肿瘤有作用，也是良好的免疫增强剂。放化疗的肿瘤患者服用灵芝，可以增强骨髓细胞蛋白质及核酸的合成，保护骨髓功能，减少化疗药物及射线对骨髓的损害，从而提高细胞免疫功能及外周血中白细胞的数量。

（4）人参：含有人参皂苷、人参多糖及多种氨基酸、多肽等，可明显提高细胞免疫功能，调节机体免疫失衡状态。肿瘤患者食用人参有三大益处：①人参皂苷、人参多糖、人参烯醇类及人参挥发油的抑瘤作用。②人参三醇及人参二醇对X线照射引起的损伤及骨髓抑制有一定的缓解作用。③人参对增强体质及中晚期肿瘤患者的扶正支持作用，对维护和提高其生活质量是有益的。

（5）枸杞子：提取物可促进细胞免疫功能，增强淋巴细胞增殖及肿瘤坏死因子的生成，对白介素-2也有双向调节作用。

（6）银耳：具有提高机体免疫力的效果，肿瘤患者外周血T细胞减少，活性降低，多吃银耳会提高免疫细胞的功能。

（7）海参：提取物刺参酸性黏多糖注射入小鼠腹腔，对小鼠接种的肉瘤、黑色素瘤、乳腺癌等瘤株有抑制作用。对放射性损伤的小鼠骨髓有保护作用，促进造血功能，表现为骨髓有核细胞增多，脾重量上升。

（8）鳖甲：可以提高细胞免疫功能，抑制肿瘤。

275. 饮酒与肿瘤有关系吗?

饮酒能增加口腔癌、喉癌、食管癌、乳腺癌、结直肠癌、肾癌、肝癌的发生。研究表明，在死于肿瘤的男性患者中有6.7%、女性患者中有0.4%与饮酒有关。饮酒量越大，出现癌症的风险越大。重度饮酒会导致肝硬化，从而导致肝癌的发生。

276. 多大酒量对于预防癌症来讲属于安全量?

为了预防癌症的发生，据估计男性每天最多只能饮用70～100ml 40度白酒（250～350ml 12度红酒），女性最多只能饮用50ml 40度白酒（约175ml 12度红酒）。从癌症预防的角度来说应尽量避免饮酒。

277. 癌症预防或癌症患者应如何注意饮食营养?

大量研究证明，饮食与癌症密切相关。健康的饮食在一定程度上可以预防疾病的发生，包括癌症。对于癌症预防和患癌后如何营养，建议丰富饮食，而不是迷信某一种或几种食物，那反而会出现营养素的缺乏。

饮食原则：五谷杂粮，肉蛋奶菜，花样丰富，均衡膳食。具体参照中国营养学会推荐的膳食指南：①食物多样，谷类为主，粗细搭配。②多吃蔬菜、水果和薯类。③每天吃奶类、大豆或其制品。④常吃适量的鱼、禽、蛋和瘦肉。⑤减少烹调油，吃清淡少盐膳食。

278. 营养支持有什么作用？

营养支持是综合治疗不可缺少的重要组成部分。营养支持分为膳食强化和肠内营养、肠外营养。根据疾病的病理生理特点，给患者制订各种营养支持方式，以达到辅助治疗和辅助诊断的目的。以增强机体抵抗力，促进组织恢复，改善代谢功能，纠正营养缺乏。

279. 常用的滋补食物有哪些？

食疗所用的食物以平性居多，温热性次之，寒凉性食物最少。常用的平性食物有赤小豆、黑豆、木耳、百合、莲子、菜花、土豆、鲤鱼、山药、桃子、四季豆等；温热性食物有牛肉、羊肉、鸡肉、虾肉、蛇肉、黄豆、蚕豆、葱、姜、蒜、韭菜、香菜、胡椒、红糖、羊乳等；凉性食物有猪肉、鳖肉、鸭肉、鹅肉、菠菜、白菜、芹菜、竹笋、黄瓜、苦瓜、冬瓜、茄子、西瓜、梨、柿子、绿豆、蜂蜜、小米等。药粥是食疗的重要方法之一，简便易行，效果卓著。常选用粳米或糯米为原料，二者具有健脾益气、滋补后天的作用，常与山药、龙眼、大枣、莲子、薏米等可食用的中药同煮成粥，不仅增加补养脾胃的功效，而且能够增添药粥的色、形、味。气虚者，可以选用党参、黄芪、茯苓、薏米、大枣、莲子等药物；阴虚者，可以选择太子参、石斛、枸杞、百合、粳米、荸荠等药物；胃热者，可以选用竹叶、生地、粳米、麦冬、白茅根等药物。

280. 肠外营养输注方式有哪些？

肠外营养是经静脉输注给予人体需要的营养物质。分为经外周静脉的肠外营养途径、经中心静脉的肠外营养途径、经中心静脉置管皮下埋置导管输液3种途径。

营养的输注可分为周围静脉置管与中心静脉置管两种途径。中心静脉置管又分为经外周穿刺置入中心静脉导管、直接经皮穿刺中心静脉置管、隧道式中心静脉置管3种方式。

四、复查与预后篇

281. 卵巢癌患者治疗后还会复发吗？

卵巢癌在接受手术及化疗后会有相当一部分患者复发，所以卵巢癌患者在治疗结束后一定要定期复查，以便早期发现复发，及时治疗。

282. 卵巢癌患者治疗完成后是否应该定期到医院进行检查？

在卵巢癌治疗后，定期到医院检查非常重要，以便于早期、及时发现问题。即使是早期的卵巢癌患者，在得到充分规范治疗后，仍有可能出现肿瘤转移或复发，如不定期复查，则可能错过最佳治疗时间。

283. 卵巢癌患者手术后完成相应辅助化疗后，应该多长时间复查一次？

卵巢癌患者完成手术和化疗后，前2年内：每2～4个月复诊一次；接下来3年内：3～6个月复诊一次；5年后：至少每年一次，有条件者可每年复诊2～3次。如有异常症状或体征，如腹胀、咳嗽等要随时就诊。

284. 复查时应检查什么内容？

复查的基本检查内容包括：病史、体格检查（包括妇科盆腔检查）、影像学检查（超声、CT/MRI、胸部X线片等）、肿瘤标志物，具体检查内容由临床医生根据患者病情选择，有时需行特殊检查。

285. 激素替代治疗是否会导致卵巢癌复发？

一般认为激素替代治疗会导致乳腺癌与子宫内膜癌的发生风险增加，是否会导致卵巢癌复发目前尚没有明确定论。当出现严重绝经期症状需要激素替代治疗时，应就诊专科，由专科医生权衡利弊，指导治疗。

286. 卵巢恶性生殖细胞肿瘤能被治愈吗？

近20年来，随着铂类为基础的联合化疗方案的应用，卵巢恶性生殖细胞肿瘤患者只要接受正规治疗，80%～95%的患者有可能治愈。

287. 卵巢恶性生殖细胞肿瘤患者治疗后能生育吗？

卵巢恶性生殖细胞肿瘤患者绝大部分可保留生育功能，因此，治疗不影响患者的生活，对希望生育的患者，在没有其他不孕因素的前提下，几乎都可以成功生育。

288. 随诊中如果病情平稳没有出现肿瘤复发迹象，需要服用药物吗？

如果没有肿瘤复发迹象，一般不需要特殊服药。可以考虑进行中药调理、提高免疫力治疗，但其是否能够降低复发、改善预后目前没有定论。有些抗癌中成药可抑制骨髓功能，应监测血常规。

289. 随诊时出现仅肿瘤标志物升高超出正常范围，而无相应症状体征，且体格检查和影像学检查并未发现肿瘤复发迹象时该怎么办？

仅肿瘤标志物升高超出正常范围，而无相应症状体征且体格检查和影像学检查并未发现肿瘤复发迹象时，从肿瘤标志物升高至出现临床可以发现的肿瘤复发，可间隔1～9个月。目前对于这个时期的治疗有多种选择：观察直至临床出现症状、激素类药物治疗（如他莫昔芬）或化疗。仍需由临床医生根据患者病情进行选择，患者也可参加临床试验。

290. 定期复查中，肿瘤标志物较前次升高，但仍处于正常范围，是否需要处理？

肿瘤标志物在正常范围内波动属于正常现象，因为肿瘤标志物除了可以反映体内肿瘤的情况，它的数值还受其他因素影响，如CA125在存在炎症或感染时会有一定程度升高。如果查体及其他影像学检查均未发现肿瘤复发，则不需要处理，可继续观察。

291. 当出现什么症状体征时可能提示肿瘤复发？

卵巢癌患者当出现盆腔疼痛、腹痛、腹胀、肠梗阻、消瘦、咳嗽、新生肿块、腹水，或阴道流水、出血；大小便改变等，可能提示肿瘤复发，应及时就诊。

292. 卵巢癌的预后怎样?

卵巢恶性肿瘤的预后与临床分期、病理分级、肿瘤的类别及处理方法有关，期别越晚预后越差，分化程度越差（如低分化）治疗效果越差。

卵巢上皮癌Ⅰ期5年生存率为70%～90%，Ⅱ期为40%～70%，Ⅲ期和Ⅳ期相对较差。若发现得早，治疗及时，当肿瘤仅局限在卵巢而没有扩散时（Ⅰ期），且分化较好，有完全治愈的可能。近年来，随着医药技术的发展，中晚期患者的5年生存率均有所提高。

对于卵巢恶性生殖细胞肿瘤，只要采取规范性治疗，包括手术切除肿瘤、手术病理分期、术后规范化疗，预后一般很好，5年生存率能达到80%以上。

恶性卵巢性索间质肿瘤Ⅰ期5年生存率可达90%以上，Ⅱ期为60%～80%，Ⅲ期和Ⅳ期相对较差。

卵巢交界性肿瘤恶性程度低，因此总体预后好。对于Ⅰ期患者，5年总体生存率可达98%；而对于Ⅱ期以上患者，5年总体生存率亦可达86%～92%。因此，卵巢交界性肿瘤的患者生存情况还是相当乐观的。

不论何种类型的卵巢恶性肿瘤，只要患者情绪乐观，积极配合治疗，就有可能创造奇迹。在已诊治的患者中，也有晚期患者长期生存的情况。

五、心理调节篇

293. 怎样正确面对得了恶性肿瘤的事实?

在我国,肿瘤发病率越来越高,已逐渐超过心脑血管疾病的发病率,所以,得了肿瘤并不奇怪。与此同时,随着科学技术的不断发展和人们对肿瘤知识的不断普及,肿瘤的控制率得到了很大的提高。虽然肿瘤对人的身体危害极大,但只要及时进行科学合理的治疗,很多患者都可以达到长期生存或治愈的目的。美国国家癌症研究所的统计显示,目前,恶性肿瘤的总体5年控制率已达60%,尽管有些肿瘤的控制率仍很低,但相当多的肿瘤治疗效果都有了很大提高,这是医学发展对人类的巨大贡献。一旦确诊恶性肿瘤,患者和家属一定要镇静,千万不要惊慌失措,全家人安静地坐下来商讨一下,共同寻找正确的解决方案。例如,选择就医的医院、家属如何协助、手头事情的安排、治疗时间的保障、付费方式的选择等。紧张、焦虑、绝望、胡思乱想、盲目乱投医只会耽误合理有效的治疗时机,加重患者的病情。罹患恶性肿瘤后,首次就医最好选择市级肿瘤专科医院和三级综合医院的肿瘤科,在短时间内获得科学、合理的治疗方案及预期疗效。

294. 是否应该告诉恶性肿瘤患者病情? 知道病情后患者情绪通常有哪些变化?

大多数患者得知病情后一般会经历否认期-绝望期-接受期等情绪变化的过程。当得知病情后首先进入否认期,表现为震惊、麻木、否认。但数天之后进入绝望期,表现为明显的痛苦、焦虑、忧郁甚至愤怒。随着时间的推移患者会逐渐进入接受期，表现出对疾病的适应性，特别是随着治疗的开始，在其他人的帮助下，很快能与医护人员很好配合治疗，焦虑、抑郁程度明显减轻。不知道自己病情的患者在忍受疾病的打击和接受治疗感到痛苦时，如果得不到周围环境正确的引导和帮助，随着病情的进展，很难走出绝望期，会表现出明显的消极应对行为，焦虑、抑郁程度不断加重，对未来充满迷惑与绝望等。所以，尽管患者知情后会有一些负面心理活动，但在正确引导下会很快度过这段心理活动期，转而积极应对疾病。告诉患者癌症是可以治疗的，帮助其正确认识疾病，了解当前的医疗水平和发展趋势，积极开导患者，提供患者之间交流机会……这些都能消除患者的不确定感，从而促进适应性反应，使其焦虑、抑郁的程度明显减轻。而对患者隐瞒病情的消极方式会使病情随着时间而逐渐加重，不利于患者的治疗。

295. 得了卵巢癌后，怎么面对呢？

罹患癌症患者通常会出现沮丧、抑郁、绝望等情绪，这是普遍的现象。对于卵巢癌患者更是如此，有的患者因长期治疗，无法承担做母亲、妻子、女儿等角色应尽的职责，对家人有很深的内疚感。部分年轻患者因双侧卵巢切除术后激素水平骤降，更年期症状明显，术后阴道干涩或体质虚弱影响了夫妻生活，使她们感到愧疚。且因术前、术后化疗住院次数的增多，亲朋好友探望时间逐渐减少。患者往往认为只有自己在受苦，感到孤独无助。其实，焦虑、恐惧、绝望、孤独情绪对身心健康非常不利，自觉调整好心态对于治疗非常重要。

家属是卵巢癌患者力量的源泉和强大的精神支柱，家属应多陪伴、体贴照顾患者，让她们消除内心的孤独、恐惧心理，意识到自己在家庭中的重要性，从而挖掘自身潜力，抵御疾病。可以参与癌症康复联谊会，认识更多和自己有类似疾病的病友，不但可以减轻孤独的感觉，更可能让大家相互鼓励，共同面对疾病，取得意想不到的效果。

296. 得了恶性肿瘤怎么办？

如果确诊为恶性肿瘤，应该尽早去治疗肿瘤经验多的医院就诊，听取专家的建议，而不是道听途说，轻信小广告和偏方。

不同类型、处于不同阶段的肿瘤，都有不同的规范化的治疗方案。如果早期治疗，可以达到很好的疗效，甚至可以治愈。对于晚期的患者，也同样应该接受规范化的治疗，不仅可以延长生命，还可以达到提高生活质量的目的。盲目的听取广告或是小道消息是不可取的，有可能延误病情，并对之后的治疗带来障碍。比如说，有些治疗肿瘤的偏方含有少量的化疗药物，服用后对肿瘤细胞作用较弱，但可以诱导细胞出现抗药性，对之后的化疗产生不利的影响；而且可能出现化疗的并发症，如白细胞减少等，进而延误手术、放疗和化疗的按时进行。

297. 如何保持积极、乐观的心态？

即使内心很坚强的人，在面对突如其来的疾病时，都不可避免地会出现心理的波动，无论是在确诊疾病时的怀疑与恐惧，还是在治疗和康复中的困惑与无助，这些都是正常的心理过程。但不良情绪的郁结不散，会严重影响身体的康复。因此，需要有意识地进行自我心理调节，来改善内心的痛苦。适当地进行自我宣泄，患者可以向家人、朋友、医护人员诉说，大家都会理解，共同帮助分担。而不应该将不良情绪埋在心底，独自忍受。患者要坚定战胜疾病的信念，并且不断暗示自己与其他人一样是个"健康人"，进行自我鼓励；通过深呼吸、冥想、听舒缓音乐等方式来放松自我的心情，感受宁静与平和；在身体情况允许的情况下，选择自己喜欢的文体娱乐活动，如太极、瑜伽、跳舞、读书、旅游等，适度的锻炼是缓解心情的好方法，往往会收到意想不到的效果。以"过好每一天"的态度来应对疾病，努力让自己活在当下，既不后悔昨日，也不预测明天，坚强、愉悦地过好每一天。积极、乐观、向上的心态，将是战胜病魔最有力的武器！肿瘤恶性程度很高而最后治愈的例子不计其数。

298. 患者如何尽快回归家庭、回归社会？

在经过一段时间的治疗后，疾病或是治愈、或是进入到一个稳定的状态，患者就会面临下一个问题，即如何将"患者"这个角色顺利转变回"爱人""父/母""子/女""同事"等角色。患者可能会闷在家里怕见人，也怕跟人聊有关疾病的话题，别人太关心会觉得是可怜，不关心又会认为别人冷漠。而这种固守自封的状态会让患者越发孤独，甚至还会增加恐惧感，这对康复是大大不利的。患者应该试着去敞开心扉，首先从与伴侣、亲人、朋友倾谈开始，对亲朋好友说出心中的希望与恐惧，这种沟通能够获得理解与支持，回归到家庭爱的怀抱中。接下来，患者应该主动走进社会，参加一些团体活动，如病友俱乐部、兴趣爱好俱乐部等，抗癌明星的榜样作用、与病友间的沟通与交流、丰富的文体活动等，这些社会支持都会减少孤独与恐惧感。再加上善于进行自我心理调节，患者就可以逐步回归到正常的生活中去，并且拥有积极、向上、乐观的生活态度。

299. 如何以平常心面对复查？

有的患者出院后不愿到医院接受复查，大有"我与癌症一刀两断"的感觉，而这其实是一种逃避心理，害怕疾病的复发与转移，不愿、不想、也不敢去面对，只是一味地躲避。但不到医院复查，一旦身体出现问题就会错过最佳的治疗时期，失去挽救生命的机会，那将追悔莫及。因此应勇于面对疾病，认识到复查也是今后身体康复必须经过的一个阶段，既然治疗已经有了好的效果，就要善始善终，将复查进行到底。

而复查前后的心理波动，又是很多患者面临的另一大难题。有的患者每当要去医院复查前都会万分紧张与焦虑，害怕真的复发了，那种恐惧与不安再次萦绕心头、挥之不去，直至复查结果显示一切正常。那么，除了进行自我心理调节外，患者还可以尝试来放空自己，什么都不想，只是尽自己最大的努力做好当前的事，这样可以在复查前后获得一些内心的平静。如果这些方法都不能缓解患者的紧张、焦虑甚至是失眠等症状时，应当到正规的心理门诊就诊。

300. 肿瘤复发了怎么办？

恶性肿瘤（癌症）是一种慢性病，复发的原因有很多，除了肿瘤本身的原因，患者可以控制和调整的是自己的心态和情绪。逃避、恐惧只能是暂时的，没有任何帮助。在发现肿瘤复发、转移时，悲观、失望等负面的情绪反而会对疾病的预后十分不利，吃不好、睡不着、精神状态不好、身体状况差、抵抗力下降，都会导致恶性循环。复发、转移不等于死亡，采取积极的态度，把有限的精力集中在积极解决现有的问题上，继续与肿瘤作斗争，往往会得到意想不到的效果。

（1）建立良好的医患关系，相互信任、相互尊重可以增强医患共同抗癌的信心。信任医生可以为患者制订最佳的治疗方案，随着新药、新的治疗方法的出现，仍然有部分复发转移的患者是可以治愈的，积极配合医生的治疗，战胜癌症更需要坚持不懈的毅力。

（2）家人、朋友对患者生活、情感上的帮助、支持很重要。生活上，可以帮患者护理、做家务等，提供无微不至的照顾。在门诊就诊时，家属可以帮助排队挂号、预约检查。住院期间，负责患者的衣食住行，办理住院、出院手续，与医务人员沟通，协助患者做一些决定，如对一些检查、治疗方案难以选择时，家属、朋友是最好的参谋。情感上，家属、朋友可以帮患者分忧解愁，为患者打气，给其鼓励，树立信心，与患者共度难关。患者内心的担忧、疑虑可以向家人、朋友诉说。

（3）如果患者心情持续不好，心理压力大，要及时向心理医生寻求帮助。很多人都认为看心理医生就是得了精神病，顾虑重重，其实，心理医生可以为患者打开心结，消除或减轻负面情绪，释放心理压力，有助于提高治疗效果。

（4）转移注意力，做力所能及的事。知道复发或是转移后，患者之前建立的信心可能会被摧垮。这个时候要尽快调整，重新建立目标，重新燃起斗志。切忌独自在家冥思苦想，有些患者选择出去旅游、在家里做家务、把自己的抗癌心路记录下来，等等。

（5）养成良好的生活习惯，适当锻炼、合理饮食、作息规律。保持良好的身心状态，为新的治疗做准备。

301. 如何应对失眠？

由于患肿瘤后的心理负担、经济压力、疾病的症状、睡眠习惯的改变、治疗的副作用，或者住院后环境改变等因素，常导致失眠。失眠发生后，又常导致体力、精力消耗，心理痛苦加剧，降低生活质量，影响患者对放化疗的配合。目前对于失眠治疗存在着一些误解，患者、家属往往过度关注药物的副作用，夸大了睡眠药物的依赖性，从而对失眠关注不足。针对不同失眠情况，应采取不同的措施。

（1）做好睡前的工作：睡前准备应因人而异，对于疼痛的患者给予镇痛药，恶心、呕吐患者给予止吐药，对睡前有特殊嗜好的，如喝牛奶、喝饮料应给予满足，有条件者可以做身体按摩。

（2）住院患者很常见的失眠情况是睡眠颠倒，就是白天输液时睡觉，晚上睡不着，这种情况下首先要建立健康的睡眠习惯。

（3）一过性失眠[1]（不是一贯失眠）的患者，一旦导致失眠的原因消除，症状即可缓减或消失，这种情况下不需要用药物治疗；或者医生的指导下服用小剂量的安眠药1～2天。

（4）短期失眠的患者可通过心理治疗，解除紧张因素，改进适应能力，避免白天小睡，不饮用含咖啡因的饮料，睡前散步或饮用适量的温牛奶等对改善睡眠都有帮助。也可以在医生的指导下短期服用安眠药物。

1　一过性失眠：又称临时性失眠，是一种持续一段时间后可自行缓解的睡眠障碍。它不同于"失眠症"，多半是由心理或精神因素引起，一旦消除引起失眠的原因，就可以恢复至平日的睡眠状态。

（5）慢性失眠的患者，应咨询相关的专家，需要经过专门的神经、精神和心理等方面的评估、调整。

（6）在医生指导下，适当服用镇静安眠药物。

302. 患者怎么克服对死亡的恐惧？

其实，癌症不过是一种慢性病，只是程度较为重些罢了。带癌生存数年、数十年的大有人在，康复痊愈的不在少数。癌症的治愈，除医生和药物外，更主要的是要靠自身的抵抗力、免疫力和自愈力。如果一听是癌症就忧心忡忡，恐惧死亡，反而会影响自身的免疫力，甚至加重病情。如果安然处之，放下心来，保持精神生命和自然生命良性互动，病情反而会减轻，康复和治愈的可能性会更大。首先自己要有希望，才会真的有希望。

六、预防篇

303. 癌症可以预防吗？

很多人认为癌症纯粹是由于基因、运气不好或命运所致。但科学研究证明癌症其实是基因、环境和生活方式综合作用于人体的结果，其中很大一部分癌症可以通过预防进行控制。约1/3的癌症可以通过改变生活方式进行预防；另外，如通过接种人乳头瘤病毒（HPV）疫苗可以预防宫颈癌的发生。虽然医学的进步有助于更好地治疗癌症患者，但多数患者目前还不能完全治愈，只能改善生活质量和控制病情，因此控制癌症最有效的方式是预防癌症的发生。

304. 防癌体检应该多长时间做一次？

在没有任何不适的情况下，体检通常应该每年一次。如果在两次检查之间有任何身体不适，都应及时就医。

305. 哪些生活方式有助于预防癌症？

癌症可以通过改变生活方式进行有效预防，即俗话说的"管住嘴和迈开腿"，具体说来包括戒烟限酒、平衡膳食、适当锻炼、维持正常体重、预防感染、避免和减少职业危险暴露。

306. 为什么多数癌症容易在老年人中发生？

约60%癌症会在65岁以后出现，约有70%的癌症死亡会发生在老年人群。目前认为存在以下几方面的原因导致癌症容易在老年人中发生：①在机体内癌变过程需要若干年才能完成。②部分细胞、组织在老化时才会对部分致癌物质更加敏感。③机体免疫系统清除恶变细胞、组织的能力随着年龄的增长而减弱。④癌症的发生总伴随着DNA遗传物质的出错，老化细胞修复出错DNA遗传物质的能力随着年龄的增长而减弱。

307. 为什么常出现家庭多名成员患上癌症？

多个家庭成员出现癌症可能有几方面的原因：①可能仅仅是一个巧合。②可能因为家庭成员生活在相似的环境或者有相似的生活习惯，如均喜欢抽烟和酗酒。③可能家庭成员遗传因素所致。需要注意的是，仅有5%以下的癌症患者因父方或母方缺陷基因遗传所致，而绝大多数癌症与遗传因素无关。缺陷基因仅会增加癌症的风险，其存在并不意味着一定会出现癌症。

308. 如果多名家庭成员患癌，应该需要注意什么？

当多名家庭成员患癌时，应注意发现癌症的年龄以及癌症类型。在出现疾病症状和不适就诊时应告知医生这些信息，这有助于医生判断是否需要进行特殊检查确定是否存在癌症。同时，应该定期进行体检，确定身体是否存在异常。

309. 吸烟与癌症有什么关系？

吸烟和癌症的关系非常明确。吸烟能增加肺癌、肝癌、口腔癌、胃癌、鼻咽癌、膀胱癌、宫颈癌、乳腺癌、肾癌等多种癌症的发病风险，其中80%的肺癌由吸烟所致。我国男性吸烟率估计达64%，女性吸烟率达6%，而女性被动吸烟率高达48%。32.7%的男性癌症患者死亡是由吸烟所致，而5%的女性癌症患者死亡是由吸烟所致。因此，戒烟有助于降低自己和身边亲人患癌症的风险。

310. 为什么有些人吸烟却并没有得癌症？

我们身边可能不难发现某些人一生吸烟却没有出现癌症，同时某些从未吸烟的人却患上了癌症。虽然研究已经确认吸烟会导致癌症，但这并不表明所有吸烟的人一定会患癌症，或者说所有不吸烟的人一定不会患癌症。吸烟只会增加患癌症的风险。吸烟的人与不吸烟的人相比其出现癌症的可能性更高。这就像马路上超速行驶容易出现交通事故一样，并非超速行驶就必然会出现交通事故，也并非低速就一定不出现交通事故，这还取决于其他因素的作用。事实上近一半的吸烟者最终会死于癌症或其他与吸烟相关的疾病。约有1/4的吸烟者会在35～69岁死亡。

311. 感染会导致癌症吗？

研究证实，大约1/5的癌症由感染引起。目前确定与癌症相关的感染因素包括人乳头瘤病毒（HPV）、乙肝病毒、丙肝病毒、幽门螺杆菌、EB病毒。其中HPV与宫颈癌/口腔癌以及肛门生殖道癌有关，乙肝病毒和丙肝病毒与肝癌有关，幽门螺杆菌与胃癌有关，EB病毒与鼻咽癌有关。31.7%死于癌症的男性患者与感染因素有关，25.3%死于癌症的女性患者与感染因素有关。

312. 饮食与癌症的发生有关系吗？

饮食会影响结直肠癌、胃癌、口腔癌、肾癌、食管癌和乳腺癌的风险。我国研究发现，13%死于癌症的患者水果摄入不足，还有3.6%蔬菜摄入不足。高摄入动物脂肪、动物蛋白和低纤维饮食是患结直肠癌的危险因素[1]。烟熏盐渍品，长期食用高温、辛辣食物是患胃癌的危险因素。嚼槟榔、饮酒是患口腔癌的危险因素。高摄入乳制品、动物蛋白、脂肪是患肾癌的危险因素。食物的过热、偏硬、制作粗糙、吞食过快、辛辣刺激是患食管癌的危险因素。高热量、高脂肪饮食是患乳腺癌的危险因素。因此，饮食习惯与癌症发生密切相关。

313. 如何通过控制饮食降低癌症发生风险？

通过平衡的健康饮食能有效降低癌症风险。平时应注意多摄入纤维、水果和蔬菜，同时减少红肉和肉制品、盐的摄入。红肉是指烹饪前呈现出红色的肉，包括猪肉、牛肉、羊肉、鹿肉、兔肉等所有哺乳动物的肉，肉制品包括腌制肉类、火腿等。

---

1 危险因素：增加疾病或死亡发生可能性的因素，与疾病的发生有一定相关关系。当消除该因素时，疾病的发生概率随之下降。

314. 肿瘤患者需要忌口吗？

所谓忌口指由于治疗的需要，要求患者不吃某些食物。忌口的说法与肿瘤缺乏有效的治疗方法有关，因此在肿瘤治疗上，仍有多数人重视忌口。应根据不同患者和病情而定，并非所有肿瘤患者都要忌口，而是应少食、淡食，而不是伤食即不要过量食用。

315. 体力活动缺乏与癌症有关系吗？

体力活动缺乏会增加乳腺癌、结直肠癌和子宫内膜癌的发生风险。由于生活方式改善，目前我国大多数人缺乏必要体力活动和锻炼，死于肿瘤的男性患者中有0.3%、女性患者中有0.2%与体力活动缺乏有关。通过增加活动量和锻炼身体能有效地降低癌症发生风险。

316. 如何通过锻炼和体力活动降低癌症风险？

我国将每周锻炼频率≥3次，每次≥30分钟定义为经常锻炼，未达到该标准的为偶尔锻炼。体力活动分为职业性体育活动、娱乐性体育活动和散步等。美国疾病预防控制中心推荐每周至少进行150分钟中度有氧活动[1]，并至少进行2次全身肌肉伸展运动。

---

1 中度有氧活动：指耗能是基础代谢3～6倍的运动，中等强度有氧运动包括步行、慢跑、游泳、骑自行车、跳绳、上下楼梯、健身舞等。

317. 肥胖与肿瘤有关系吗？

研究表明，肥胖与绝经后乳腺癌、结直肠癌、子宫内膜癌、食管癌、胰腺癌、肾癌、胆囊癌等20多种癌症相关。肥胖人群与正常体重人群相比过量脂肪组织会带来较多激素和生长因子。高水平激素，如雌激素和胰岛素会增加部分肿瘤发生的风险。研究表明，死于肿瘤的男性患者中有0.06%、女性中有0.78%与肥胖有关。

318. 如何通过控制体重降低癌症发生风险？

首先需要通过体重指数公式确定体重是否在健康范围内。对于部分人来说，将体重控制在理想范围内比较困难，或许首先应该调整生活方式，健康饮食，减少饮食量并积极锻炼身体，这样能先保证体重不再增加，随后逐步降低体重。体重的控制最终能降低癌症的发生风险。目前我国居民生活水平改善，越来越多的人出现超重和肥胖，因此应该从儿童做起，加强对学生的健康教育。

319. 生殖因素和激素与癌症有关系吗？

生殖因素、绝经期后激素替代治疗和口服避孕药与乳腺癌和卵巢癌的风险关系已经比较明确，但我国死于癌症的患者中约0.18%与生殖因素和激素有关，这可能是因为我国绝经期妇女雌激素替代治疗约为6.7%，仅约1.7%的生育妇女采用口服避孕药。为了预防乳腺癌和卵巢癌，母乳喂养和生育期妇女应避免使用口服避孕药，同时避免摄入过量雌激素。

320. 为什么有些职业容易患肿瘤?

部分职业会因长期接触致癌物质,最终出现职业相关癌症,在我国确定的职业肿瘤有8种:①联苯胺所致膀胱癌。②石棉所致肺癌、间皮瘤。③苯所致白血病。④氯甲醚所致肺癌。⑤砷所致肺癌、皮肤癌。⑥氯乙烯所致肝血管肉瘤。⑦焦炉逸散物所致肺癌。⑧铬酸盐制造业所致肺癌。在我国死于癌症的患者中2.7%以上与职业性致癌因素有关。

321. 如何预防职业相关癌症?

职业相关癌症的预防措施包括通过有效防护降低职业性致癌因素暴露水平和接触机会、替代某些强致癌物、实施医学监护和药物预防等。同时,常规体检有助于早期发现这些肿瘤病变,并及时治疗。

322. 卵巢癌能够预防吗?

到目前为止,有关卵巢癌的发病原因还没有明确的答案,因此如何预防卵巢癌也缺乏有效的措施。在欧美国家,针对有乳腺癌或卵巢癌家族史并经遗传检测评价为卵巢癌高危的个体,采用预防性卵巢切除的方法可显著降低卵巢癌的发病风险。但对于普通人群,尤其是尚未绝经的女性而言,预防性卵巢切除很可能是一种"得不偿失"的方法。因为切除双侧卵巢后带来的更年期提前、骨质疏松、睡眠障碍等一系列问题也会影响女性的生活质量。如果已经是围绝经期或绝经后的妇女因为子宫疾病需要手术时，可同时切除双侧卵巢。

另外，据国外报道，口服避孕药也会在一定程度上降低卵巢癌的发生风险。原因可能是多数避孕药的避孕机制在于抑制卵巢的周期性排卵。目前认为每次排卵导致卵巢皮质的破裂与修复过程可能与卵巢癌的发生有关。我国女性采用口服避孕药的比例远低于宫内避孕环或避孕套的使用比例，因此缺乏口服避孕药与卵巢癌发生风险的流行病学研究结果。

虽然缺乏针对性的卵巢癌预防措施，但健康的生活习惯，包括经常锻炼身体、规律作息、合理膳食、保持良好的心态等都有助于改善身体素质、提高机体免疫力，从而降低癌症的发生风险。

323. 如何早期发现卵巢癌？

卵巢癌之所以被称为女性的"无声杀手"，主要是因为它难以早期发现，一旦发现多数已是晚期，错过了最佳治疗时机。因为早期卵巢癌的治疗效果远远好于晚期，所以还应争取早期发现。

卵巢癌缺乏特异性症状，多数患者最初只感觉腹胀、食欲减退等，常到消化科就诊，服用一些助消化的药物却未见好转。这样一来有可能延误了诊治。根据妇科肿瘤医生的临床经验，如果您有腹胀、食欲减退的症状时，除了看消化科，最好还要到妇科就诊，做个妇科检查，再做盆腔超声检查，抽血检查肿瘤标志物CA125、CA19-9等，可能有助于尽早发现或除外卵巢肿瘤。

在没有任何不适时，最好也要定期进行健康查体，如每年1次的体检。妇科检查、盆腔超声、血CA125等是目前早期发现卵巢癌的检查方法。但由于卵巢癌本身的生物学特点，这3种方法早期发现卵巢癌的作用并不十分理想。因此对于家族中有卵巢癌或乳腺癌亲属的女性，可能要缩短检查的间隔，如每6个月复查超声等。一旦发现卵巢或附件区的包块，应及时就医，尽早诊治。

324. 绝经后长期补充雌激素对保持卵巢的功能有好处吗？

随着人们对更年期概念的逐渐了解，人们对雌激素在女性一生中的作用也有了越来越深入的认识。补充雌激素对于缓解更年期女性所发生的潮热、烦躁、失眠等症状具有一定的作用。但绝经后卵巢不再排卵，也基本不再产生雌孕激素。口服补充雌激素对于保持卵巢功能没有任何作用。相反，如果在绝经后长期口服单一雌激素可能会对身体的其他器官产生诸多不良影响。其中最需要警惕的是长期服用雌激素可能会导致乳腺和子宫发生肿瘤。因此，应在妇科内分泌医生的指导下，才可能使用激素替代治疗。

325. BRCA1/2基因突变检测的意义有哪些？

BRCA1/2基因又称乳腺癌易感基因1/2，都属于抑癌基因，参与DNA损伤、修复，在维持基因组稳定、促进细胞的正常生长方面有重要作用。BRCA1/2基因胚系致病性突变携带者发生卵巢癌、乳腺癌、前列腺癌及胰腺癌等的风险升高，是遗传性乳腺癌和卵巢癌综合征的易感基因，而且有50%的概率遗传给子女。同时该基因突变也是卵巢癌PARP抑制剂治疗重要的疗效预测指标。携带BRCA1/2基因致病性突变的卵巢癌患者，能从PARP抑制剂的治疗中获益更多。可见，检测BRCA1/2基因突变既有助于指导靶向药物选择，还有助于遗传咨询的开展。

326. HRR基因突变检测的意义是什么？

BRCA1/2是同源重组修复通路（HRR）最重要的两个基因。除BRCA1/2基因外，这一通路还有其他基因，如RAD51C、RAD51D、ATM、BARD1、BRIP1、CHEK1、CHEK2等。携带HRR基因突变的患者也可能从PARP抑制剂的治疗中获益，应同时结合同源重组修复缺陷（HRD）检测结果综合判断。此外，胚系HRR基因致病性突变携带者也得警惕遗传性肿瘤的可能，其发生卵巢癌的风险有所升高。

327. HRD检测的意义是什么？

HRD指同源重组修复缺陷，除BRCA1/2基因的胚系/体细胞致病性突变会导致肿瘤发生HRD外，HRR相关基因启动子甲基化等其他原因也可导致HRD发生。多项研究表明，HRD患者也会从PARP抑制剂的治疗中获益，而非HRD的患者从不同PARP抑制剂的获益程度可能不同。可见，HRD状态与PARP抑制剂的疗效相关。值得注意的是，HRD检测方法不一，检测结果应请专业人士解读。

328. 上述分子检测应该什么时候做？

通常情况下，在卵巢癌患者接受手术后，获得明确的组织病理学诊断，再进行BRCA1/2基因突变及HRD检测。对于没有患癌但血亲中有卵巢癌或乳腺癌患者等可疑与遗传相关肿瘤者，或血亲中有BRCA1/2胚系致病性突变者可在18岁成年后考虑接受BRCA1/2等基因的胚系检测。

七、卵巢癌知识篇

329. 什么是肿瘤？

人体组织由多种细胞组成，正常情况下处在有规律的新陈代谢状态，这种有规律的生命活动维持着机体的健康。在多种体内、体外致瘤因素的协同作用下，正常细胞从基因水平发生异常改变，不再遵循正常的规律而无限制地过度生长，医学称之为肿瘤。肿瘤分为良性、交界性和恶性。良性肿瘤多数是静止状态或缓慢增长，通常局限在原发部位，不造成对周围正常组织和器官的侵害，切除后一般不复发。恶性肿瘤则具有生长迅速、侵袭性、转移性等生物学特性，可以侵犯周围组织并通过血液或淋巴系统扩散到身体其他部位。交界性肿瘤的各种特性介于良性和恶性肿瘤之间。

330. 肿瘤是怎样命名的？

肿瘤根据其细胞起源及性质进行命名。人体组织细胞起源繁多，主要包括：上皮细胞，存在于身体体表的皮肤脏、体内脏器的腔面，如消化道黏膜，以及各种消化和代谢器官，如肝脏、胰腺、涎腺等。其次是间叶细胞，如肌肉、脂肪、纤维、血管等软组织。此外，还有骨、神经、淋巴造血等，当发生肿瘤时都分别依据其细胞来源和性质进行分类和命名。良性肿瘤的命名通常以其来源组织名称为前缀，加上后缀"瘤"，如纤维腺瘤。恶性肿瘤根据其细胞起源不同有不同的命名，上皮来源的称为"癌"，间叶来源的称为"肉瘤"，神经来源的称为"母细胞瘤"等。也有一些肿瘤使用专有名词命名，如霍奇金淋巴瘤、血管免疫母细胞性T细胞淋巴瘤，它们都是恶性淋巴瘤大分类中的不同类型。随着人们对肿瘤认知的不断深入，肿瘤定义和命名的概念还将继续更新，某些肿瘤因其组织学形态或生物学行为等特征难以准确表述而被定义为"恶性潜能未定"，其含义和意义在于提示它是一类具有不确定行为和预后的肿瘤，需要引起医患双方的共同重视，治疗后仍应定期随访。

331. 什么是癌症？

癌症一词泛指所有的恶性肿瘤，是一种由异常细胞无控制地增殖和扩散而导致的疾病。癌症的英文单词为"cancer"，其中文含义之一就是巨蟹。癌细胞的浸润性生长方式的确类似蟹爪，可以在体内肆意横行，破坏机体的正常组织和器官。

332. 什么是转移？

转移指肿瘤细胞从原发部位扩散到身体其他部位的过程。当恶性肿瘤细胞通过血液循环或淋巴系统进入其他组织或器官时，它们可以形成新的肿瘤病灶，这被称为转移。转移是癌症的一大特点，也是癌症严重程度的重要指标之一。

333. 肿瘤细胞的分化程度与恶性程度有什么关系？

病理学肿瘤分化的概念一般是表述肿瘤细胞趋向成熟的程度。肿瘤的分化程度采用三级表述方式：目前多数应用高分化、中分化、低分化表述，也有些肿瘤应用1级、2级、3级表述。肿瘤细胞与正常细胞的形态越相似，越提示肿瘤的分化比较成熟，通常表述为"高分化"，或称"分化好"。通常情况下，高分化的肿瘤细胞与正常组织相似，生长缓慢，对治疗反应较好，恶性程度较低。而低分化的肿瘤细胞形态异常，生长迅速，对治疗反应较差，恶性程度较高。因此，分化程度是评估肿瘤恶性程度和预后的重要指标之一。但并不是所有形态学分化好的恶性肿瘤预后都好，也不是所有分化差的肿瘤治疗效果就差，其预后还与临床分期、治疗等因素相关。

334. 出现淋巴结转移就是得了淋巴瘤吗？

不是。淋巴结转移指肿瘤细胞通过淋巴系统扩散到淋巴结，并在淋巴结内形成新的肿瘤病灶。一些治疗前或治疗后的肿瘤患者在进行体检或影像学检查时会发现某些部位的淋巴结肿大，主管医生及影像诊断医生会根据患者的症状、体征以及影像学的检查结果，综合判定为淋巴结转移。其中一些患者经淋巴结穿刺活检或淋巴结切除病理检查确诊为淋巴结转移。

淋巴瘤是一类涉及淋巴系统的恶性肿瘤，包括霍奇金淋巴瘤和非霍奇金淋巴瘤等。依据病变的范围又分为早期、中期和晚期。治疗上依据淋巴瘤的分型决定治疗方案。淋巴结转移可以是多种恶性肿瘤的常见现象，因此，出现淋巴结转移并不能单独确定是否患有淋巴瘤，需要进一步的检查和评估。

335. 卵巢位于身体的哪个部位？

卵巢是女性特有的性腺器官，深居盆腔底部，位于子宫的两侧，分为左、右两个。成年女性的正常卵巢在身体表面是无法触及的，它只有大约4cm×3cm×1cm大小，重5～6g。

336. 卵巢有什么功能？

卵巢虽然体积小，重量轻，但它的作用非常重要。卵巢主要在青春期后开始发挥作用，一是定期排卵，二是分泌维持女性特征的雌激素和孕激素。通常情况下，每个月都有1个卵子发育成熟，从卵巢内排出，如果没有遇到精子，则表现为每月一次的月经来潮。如果遇到精子，则有可能受精成功，形成胚胎，最终在子宫中发育成胎儿。卵巢分泌的雌孕激素具有多种功能，除了维持女性的特征以外，对于水钠代谢、脂肪代谢、钙磷在骨质的沉积等具有广泛的影响，这也是更年期后随着雌孕激素水平的降低、女性体内可能发生一系列更年期表现的主要原因。

337. 什么是妇科常说的"附件"？

子宫两侧除左、右两个卵巢外，还各有一条输卵管，同侧的输卵管和卵巢称为附件。如单侧或双侧附件切除即为单侧输卵管和卵巢或双侧输卵管和卵巢的切除；又如附件包块常指来源于输卵管和卵巢的包块，但未明了来源于输卵管还是卵巢。

338. 什么是卵巢癌？

卵巢癌是一个通俗的叫法，是一种源于卵巢组织的恶性肿瘤。它可以起源于卵巢表面上的上皮细胞，也可以起源于卵巢内部的卵泡或其他组织，包括：①卵巢上皮癌。②卵巢恶性生殖细胞肿瘤。③卵巢恶性性索间质类肿瘤等。但在组织学上，只有卵巢上皮起源的恶性肿瘤称为卵巢癌（分为浆液性、黏液性、子宫内膜型、透明细胞型等）。不同类型的卵巢恶性肿瘤，其治疗方法和预后也不一样。比较多见是卵巢上皮癌，多发生在绝经后女性；卵巢恶性生殖细胞肿瘤，多发生在年轻女性甚至青春期少女；还有卵巢性索间质肿瘤，可发生于各个年龄段的女性。不同类型的卵巢肿瘤具有不同的特点，治疗也有一定差异，一旦发现均应尽早诊治，以免延误病情。与宫颈癌、子宫内膜癌等女性生殖道其他恶性肿瘤相比，卵巢上皮癌的总体预后和治疗效果最差。

339. 卵巢癌是常见的恶性肿瘤吗？

卵巢癌虽然恶性程度高，但它并不是一种常见的恶性肿瘤。在我国的女性生殖道恶性肿瘤中，它的发病率位于宫颈癌和子宫内膜癌之后。在女性全身恶性肿瘤中，其发病率低于肺癌、肝癌、结直肠癌、乳腺癌等比较常见的恶性肿瘤，排名第11位。根据中国国家癌症中心的统计显示，中国2016年卵巢癌新发病例5.7万人，死亡2.72万人。近年来，我国卵巢癌的发病率有逐渐上升的趋势，这可能和人们的生活方式及环境因素的改变有关。卵巢癌的发病率存在一定的地区差异，工业发达的国家和地区通常高于工业化程度相对较低的地区，表现为城市高、农村低。

340. 原发于卵巢的恶性肿瘤都有哪些类型？

卵巢的恶性肿瘤俗称卵巢癌，主要有三大类：卵巢上皮癌、卵巢恶性生殖细胞肿瘤、卵巢性索间质肿瘤。

卵巢上皮癌：大约90%卵巢恶性肿瘤来源于卵巢表面的上皮，有浆液性癌、黏液性癌、子宫内膜癌、透明细胞癌和未分化癌，其中浆液性癌最常见。随着年龄增加，尤其是40岁以后的女性患上皮癌的风险增加。

卵巢恶性生殖细胞肿瘤：占卵巢肿瘤的5%～10%，可以发生在各个年龄的妇女，但80%的患者是30岁以下的青少年。常见的类型有：①未成熟畸胎瘤。②无性细胞瘤。③内胚窦瘤等。

卵巢性索间质肿瘤：约占卵巢肿瘤的5%，是卵巢结缔组织发生的肿瘤。恶性性索间质肿瘤有卵巢颗粒细胞瘤、部分支持间质细胞瘤和极少数恶性卵泡膜细胞瘤。

另外，卵巢还有其他罕见类型的恶性肿瘤，如神经内分泌癌、肉瘤等。

341. 什么是原发性腹膜癌？

原发性腹膜癌是一种罕见的恶性肿瘤，起源于腹膜表面的上皮细胞。它的特点是腹腔内多个部位同时出现癌细胞种植，常伴有大量腹水。其恶性行为及临床表现与原发于卵巢的上皮癌相同，而卵巢可以正常大小或仅卵巢表面受侵。原发性腹膜癌与卵巢癌有时难以区分，因为它们可能具有相似的病理特征和临床表现。其治疗与预后均和卵巢上皮癌相似。

342. 有卵巢癌和乳腺癌家族史的女性有必要定期做妇科体检吗?

有必要。对于有卵巢癌和乳腺癌家族史的女性,定期进行妇科体检非常重要。大量的资料表明,卵巢癌家族史是卵巢癌发病重要的危险因素。没有卵巢癌家族史的妇女一生患病风险为1/70;若有1名直系一级亲属患卵巢癌,风险增至5%;有2名一级亲属患病,风险为7%。而其他部位的肿瘤(如乳腺癌、直肠癌、子宫内膜癌)也可能合并卵巢癌而构成家族性癌症综合征中整体的肿瘤模式。有卵巢癌和乳腺癌家族史的女性通过妇科检查、超声检查和其他相关检查,可以早期发现异常,提高早期诊断的机会。此外,这些女性可能还需要进行基因检测以评估患癌风险,以及咨询遗传咨询师以了解更多关于癌症风险管理的建议。

343. 什么是卵巢生殖细胞肿瘤?

卵巢生殖细胞肿瘤是来源于胚胎性腺的原始生殖细胞而具有不同组织学特征的一组肿瘤。原始生殖细胞具有向不同方向分化的潜能,即原始生殖细胞组成的肿瘤称作无性细胞瘤;原始生殖细胞向胚胎的体壁细胞分化称为畸胎瘤;原始生殖细胞向胚外组织分化,形成卵黄囊结构或滋养细胞结构,称为卵黄囊瘤;原始生殖细胞向覆盖在胎盘绒毛表面的细胞分化,则称为绒毛膜癌;由原始生殖细胞向胚体方向分化称为胚胎癌。

344. 卵巢生殖细胞肿瘤是良性还是恶性？

卵巢生殖细胞肿瘤既有良性也有恶性。卵巢生殖细胞肿瘤在卵巢肿瘤中占30%，良性的成熟性畸胎瘤占其中的90%，恶性只占10%，也就是卵巢整体肿瘤的3%。但在青春期前的女性恶性相对多见，21岁以前的女性卵巢肿瘤60%都是生殖细胞肿瘤，其中30%左右是恶性。良性肿瘤如卵巢囊性成熟性畸胎瘤等，恶性生殖细胞肿瘤如无性细胞瘤、未成熟畸胎瘤、卵黄囊瘤、胚胎癌、原发绒毛膜癌以及混合性生殖细胞肿瘤。良性的卵巢生殖细胞肿瘤通常预后良好，不会扩散到其他组织或器官。恶性的卵巢生殖细胞肿瘤则具有侵袭性和转移性，可能需要综合治疗，包括手术、化疗和放疗等。

345. 什么是畸胎瘤？

畸胎瘤是生殖细胞起源的肿瘤，可分为两大类：成熟性畸胎瘤和未成熟畸胎瘤。前者是最多见的良性生殖细胞肿瘤，占生殖细胞肿瘤的90%，大体表现为卵巢肿物，包膜一般非常完整，其内可含有大量油脂、毛发、皮肤、骨骼等。显微镜下表现为由类似于具有正常胚胎的三胚层或单胚层的成熟组织构成。当具有未成熟的成分，如神经管结构，则诊断为未成熟的畸胎瘤（即恶性畸胎瘤），并根据神经管的多少划分未成熟畸胎瘤的级别（1级、2级、3级），级别越高恶性程度越高。

346. 良性成熟畸胎瘤会恶变吗?

良性畸胎瘤恶变少见，发生率小于5%。恶变患者中以鳞癌多见，为80%~90%，其次是腺癌。因良性畸胎瘤发现后多年未治疗而短期内肿瘤迅速增大要考虑恶变的可能。恶变机会随年龄增长而增加，多发生于绝经后妇女。扩散方式主要为直接浸润和腹膜种植。

347. 什么是卵巢性索间质肿瘤?

卵巢性索间质肿瘤是来源于卵巢性索间质成分的一类肿瘤。由分泌激素的颗粒细胞、卵泡膜细胞、支持细胞、间质细胞以及间质来源的成纤维细胞的一种或几种构成的肿瘤，约占卵巢肿瘤的8%。其中颗粒细胞瘤最多见，多为低度恶性，少数分化差、恶性度较高。患者可有内分泌方面的症状。因为此类肿瘤部分可分泌雌激素、雄激素等，并导致相应激素水平升高的症状，所以又称为功能性肿瘤。

348. 卵巢性索间质肿瘤是良性还是恶性?

卵巢性索间质肿瘤大部分为良性，但是卵巢颗粒细胞瘤、一部分支持间质细胞瘤和极少数恶性卵泡膜细胞瘤为恶性。

349. 什么是卵巢交界性肿瘤?

卵巢交界性肿瘤特指原发于卵巢上皮，介于良性和恶性之间的肿瘤。其形态介于良恶性之间，属于低度恶性肿瘤，发生率占卵巢上皮性肿瘤的10% ～ 20%。

显微镜下交界性肿瘤病理特点：上皮细胞有一定的恶性特征，但多无间质浸润，可伴有卵巢外病变。转移相对少见，少数可复发，但总的预后良好。虽然绝大多数交界性肿瘤患者预后良好，但也有发生腹膜播散或转移者。

350. 什么是卵巢交界性肿瘤的浸润性种植？

卵巢交界性肿瘤的浸润性种植指肿瘤细胞侵犯卵巢表面或卵巢囊壁，并在这些区域形成新的肿瘤病灶。卵巢交界性肿瘤常伴有浸润性种植，其中最常见的扩散部位为盆腹腔腹膜。世界卫生组织根据种植灶的形态将其分为三类。①良性种植：相当于腹膜化生性病变，形态上为单层管状腺体，与输卵管上皮相似。合并良性种植的患者很少复发。②非浸润性种植：多数卵巢交界瘤种植灶在组织形态与卵巢原发灶相仿，表现为腺体增生或化生，细胞轻度或中度异型性及核分裂，常含有砂粒体，肿瘤位于腹膜表面，无浸润性生长。发生非浸润性种植的患者复发率约为40%。③浸润性种植：在细胞形态上相当于分化好的腺癌，不规则嵌入正常组织，以乳头或筛状结构的实性巢为特点。浸润性种植是判断交界性肿瘤恶性程度的一个重要指标，它可能与肿瘤的复发和转移风险相关。发生浸润性种植的患者复发率较高，可达50%。

八、肿瘤病因探究篇

351. 卵巢癌是否有遗传性？

哪些人更容易患卵巢癌？总体来说，恶性肿瘤属于遗传相关性疾病，遗传因素是恶性肿瘤的重要发病因素之一。卵巢癌可以有遗传性。10%～15%的卵巢癌患者有家族史，这意味着他们的亲属中也有卵巢癌或相关癌症患者。已有研究表明，有乳腺癌和/或卵巢上皮癌家族史的女性与没有癌症家族史的女性相比，更容易发生卵巢上皮癌或乳腺癌。

遗传性卵巢癌通常与特定的基因突变有关，最常见的是BRCA1和BRCA2基因突变。这些突变也与乳腺癌的风险增加相关。国内外均已经开展这方面的遗传检测和咨询。携带BRCA1/2突变的人群发生乳腺癌或卵巢癌的风险明显高于普通人群，是普通人群的数倍甚至十数倍。对这一人群采取干预措施（如根据家族发病年龄等因素，预防性卵巢输卵管切除），可以有效地降低卵巢癌的发病风险。

除了遗传因素，还有其他一些因素会增加患卵巢癌的风险，包括年龄（卵巢癌更常见于50岁以上的女性）、个人或家族史（包括乳腺癌、结肠癌和子宫癌等）、未生育或晚育、肥胖、吸烟以及暴露于某些化学物质（如石棉）等。

352. 在生活中应注意哪些问题可降低发生卵巢癌的风险？

饮食、烟酒等可能对卵巢癌的发生没有直接作用，但不除外有间接影响。研究发现高胆固醇、低维生素饮食可能造成细胞毒物质的堆积，间接引起卵巢癌。适当的体育锻炼不但能降低多种心血管疾病的发病风险，同样也有利于减少卵巢癌的发生。另外，肥胖也是卵巢癌的危险因素之一，保持体重指数在正常范围内，有利于降低卵巢癌的发病风险。此外，女性一生中不同时期的激素变化对卵巢癌的发生可能具有一定影响。

353. 治疗不孕症的激素类药物是否会导致卵巢癌的发生？

随着不孕症发病率的上升和辅助生殖技术的广泛开展，不孕症治疗是否影响卵巢癌的发生也逐渐受到广泛关注。激素治疗通常在专业医生的指导下进行，他们会根据每个患者的具体情况进行药物选择和监测。不孕症和有生育能力但不愿生育的妇女不同，二者可能存在激素水平等内环境的差异，因此二者发生卵巢癌的风险也可能不同。研究表明，治疗不孕症的激素类药物与卵巢癌的风险之间没有明确的关联。虽然激素治疗可能会引起一些副作用，但长期使用这些药物与患卵巢癌的风险之间尚未得到充分证实的关联。

354. 做了绝育手术后会不会得卵巢癌？

近年来研究发现，卵巢癌的最初"发源地"可能不是卵巢本身，而是位于其旁边的输卵管。因为有些卵巢癌的高危人群预防性切除卵巢和输卵管的病理切片提示，在输卵管的上皮细胞中发生了最早期的癌变。这提示卵巢癌或部分卵巢癌可能最初来源于输卵管。因此，绝育手术（输卵管结扎或卵巢切除术）可以降低患卵巢癌的风险。事实上，通过卵巢切除术可以显著减少卵巢癌的发生率。然而，即使接受了绝育手术，患者仍有发生卵巢癌的风险。因此，仍然建议进行定期妇科检查以监测潜在的问题。

355. 绝经后补充激素会不会诱发卵巢癌?

卵巢能够分泌雌孕激素,而雌孕激素水平的变化也反过来影响卵巢癌的发生。总体来讲,雌激素越高越容易对卵巢造成伤害,而孕激素属于"保护性"激素,可在一定程度上保护卵巢免受伤害。比如,孕期孕激素水平持续升高,因此怀孕对卵巢具有一定保护作用。反之,长期接受激素替代治疗者,尤其是单一雌激素替代者,体内雌激素长期处于较高状态,容易促进卵巢癌的发生。所以日常生活中不能轻易补充雌激素,如有需要在医生的指导下使用。

356. 长期有慢性盆腔炎,会不会发生癌变?

慢性盆腔炎本身不是导致癌变的直接原因。以往对于卵巢癌的发生原因有多个假说,其中一个认为,长期慢性炎症导致局部炎症因子产生较多,可对卵巢产生一定刺激,从而诱发卵巢上皮发生癌变。但截至目前,尚无科学证据证实这一假说。

357. 长期患有子宫内膜异位症,会不会发生癌变?

研究报道,子宫内膜异位症的癌变率约5%。提示长期患有子宫内膜异位症的患者,应注意卵巢癌的发生。目前认为,子宫内膜异位囊肿生长过快、CA125上升快者均应警惕子宫内膜异位症癌变的可能。

九、名家谈肿瘤

增强自我科学抗癌意识

陆士新，著名肿瘤病理生理学专家，研究员，中国科学院院士

癌症已成为我国人群死因的首位，具有发病率高、死亡率高、治疗费用高等特点，因此，人们"谈癌色变"。目前，学术界普遍认为对癌症不要恐惧而要防治，癌症是"可防可治"的。肿瘤防治的关键仍然是要坚持以人为本、自我抗癌，实施预防为主、防治研相结合，大力做到肿瘤防治"三早"，即早期预防、早期诊断和早期治疗；"三早"是癌症"可防可治"的核心和基础。世界卫生组织也强调：三分之一的癌症是可以预防的，三分之一的癌症患者通过早期诊断并得到合适的治疗是可以治愈的；三分之一的癌症患者通过治疗，可以减轻痛苦，延长生命。人群的自我抗癌意识和信念至关重要，因为如尤自身防癌意识，接触致癌因素而不自知，一旦患上癌症已成晚期，延误了病情。

控制癌症应当以早期预防为主，我们究竟应该怎样做才能实现"三早"呢？首先，我们要积极增强"科学自我抗癌意识"，注意在生活中远离致癌因素，并积极做到合理营养、适当运动、戒烟限酒、心理平衡等健康生活方式，自我预防癌症发生。近二十几年来，在我国食管癌、肝癌、胃癌等肿瘤高发区所进行的病因学调查研究的基础上，开展了国际上最先进的大规模人群预防研究，现在已取得可喜的成果，树立了癌症"可防"的典型，并增强了我们对癌症可以预防的信心。

癌症的发生发展是多阶段逐渐演变的过程，在癌前病变和早期癌阶段就进行治疗是可以不发生癌症或可以被治愈的。什么是癌前病变呢？癌前病变是指人体组织中某些细胞在人体内外环境中的物理、化学、生物以及慢性炎症等刺激因素长期不停地作用下，细胞形态和分子组成发生有变成癌趋向的病理变化，再经过一段时间后，这种病变的一部分或少部分可能发展演变成癌。但是，癌前病变患者在去除物理、化学、生物以及慢性炎症等刺激因素，或给予化学干预（治疗）癌前病变可以被逆转为正常。癌前病变发展成侵袭性癌的过程一般需要10年左右。如在林县我们发现食管上皮重度增生的人，经增生平治疗可以逆转为正常，成功阻断了重度增生上皮演变成癌。因此，预防及治疗癌前病变，对预防肿瘤有着积极意义。

癌前病变和器官组织的炎症与不典型增生密切相关，炎症往往伴随细胞重度增生（不典型增生，原位癌），我们已知的一些病变如食管上皮重度增生、胃的疲痕性溃疡、萎缩性胃炎、胃息肉、慢性支气管炎、肝细胞不典型增生、宫颈糜烂或息肉、乳房囊性腺病、乳腺导管内乳头状瘤、溃疡性结肠炎、结肠腺瘤及结肠息肉、膀胱黏膜上皮增生及化生、鼻咽部柱状上皮及不典型化生等都可视为癌前病变，上述癌前病变的长期存在与发展就可能转变为癌症。因此，个人应积极治疗器官组织的炎症和严重增生性疾病，这是预防癌症的重要措施。

在生活中，我们究竟应该怎样做才能实现肿瘤的早期发现、早期治疗呢？首先，进行自查，要早期发现癌瘤，除医生的检查外，自我检查也是非常重要的。如乳腺癌等往往是自查发现肿块的，所以要经常进行自我检查。除自查外，要重视每年正规体检，体检也是早期发现癌瘤的重要途径。癌瘤早期治疗是非常重要的，它直接影响患者的生存。有研究表明，肿瘤大小与手术后生存率密切相关，肿瘤直径越小相对生存率就越高，肿瘤直径越大相对生存率就越小。一旦发现肿瘤应及早到医院进行规范化治疗。但治疗肿瘤也不是什么治疗手段都用上才好，要防止"过度治疗"。

普及癌症知识是预防癌症的重要手段。在癌症防治工作中，要有更多的有关癌症方面的科学普及读物问世，以利于群众增强"自我科学抗癌"意识，来改变癌症不可预防和无法治疗的观点，并积极行动起来，做到"三早"，控制和预防癌症。

六十年来我国肿瘤防治工作的发展和体会

孙燕，著名肿瘤内科学专家，主任医师，中国工程院院士

一、我国临床肿瘤学的发展

回顾半个多世纪我国临床肿瘤学的发展，我们大致可以分为三个阶段。

1. 中华人民共和国成立初期，百废待兴，直到10年以后我国才开始重视肿瘤问题，并启动了比较全面的规划、建设和研究。我有幸在1959年调入肿瘤医院（当时称日坛医院），正好参加我国几位临床肿瘤学元老吴桓兴教授（时任中国医学科学院肿瘤医院院长）、金显宅教授（时任中国医学科学院肿瘤医院顾问）和李冰教授（时任中国医学科学院肿瘤医院党委书记兼副院长）的领导下、对我国临床肿瘤学的发展进行的讨论，并制定了以多学科综合治疗为模式的发展方向。随之，就临床肿瘤学发展达成4项共识，即：预防为主、中西医

结合、基础研究与临床研究结合及综合治疗。直到今天，综合应用现有手段诊断、防治肿瘤已经深入人心，为国内外学术界所接受，但是这在当时的条件下就能准确把握正确发展方向还是难能可贵和具有远见的。

1972年周恩来总理对肿瘤工作做出了重要指示：肿瘤是多发病、常见病；应当深入调查摸清我国的发病情况，并采取预防措施；结合我国具体情况和实践经验编写我国自己的参考书；大力开展高发区研究，等等；明确了我国肿瘤学前进的方向，也成为我们在那个年代开展工作的重要指导原则。

2. 改革开放以后，我国临床肿瘤学事业得到了飞速发展，各省市都建立了肿瘤医院，很多综合医院也成立了肿瘤科，研究工作也得到发展。自1985年开始，我们在卫生部领导下举办全国内科治疗培训班；1995年开始举办抗肿瘤药物GCP培训班，被誉为临床肿瘤学的"黄埔军校"。

1997年中国临床肿瘤学会（CSCO）成立，以"团结、务实、协作、创新"为宗旨，发展迅速，与全球同等学会美国ASCO、欧洲ESMO、亚洲ACOS等均建立了互相承认会员资格的姊妹学会关系，目前会员48 000，团体会员300多，成为全球仅次于ASCO的第二大专业学会。为我国临床肿瘤学和抗肿瘤新药临床研究的发展储备了大批人才。

3. 进入新世纪，我国肿瘤学发展迅速，中国的癌症正在从发展中国家常见的类型转变成发达国家常见的类型。

2023年有两个国际和全国的重要数据均证明这一论证：

（1）世界卫生组织国际癌症研究机构（IARC）发布的2020年全球最新癌症负担数据，中国已经成为了名副其实的癌症大国。

2020年全球新发癌症病例1929万例，其中中国新发癌症457万人，占全球23.7%。2020年全球癌症死亡病例996万例，其中中国癌症死亡人数300万，约占癌症死亡总人数的30%，主要由于中国癌症患病人数多，癌症死亡人数逐年上升。

（2）我国国家癌症中心发布了最新一期的全国癌症统计数据。全国肿瘤登记中心负责全国肿瘤登记数据收集、质量控制、汇总、分析及发布工作。新发病例406.4万，其中男性高于女性；峰值方面，男女癌症新发病例峰值均在60~79岁。地域方面，总体城市高于农村，肺癌、乳腺癌、结直肠癌、前列腺癌城市高于农村，胃癌、肝癌、宫颈癌、食管癌农村高于城市。

总死亡人数241.4万，男性高于女性，总体农村高于城市。肺癌、结直肠癌、乳腺癌、前列腺癌城市高于农村，肝癌、胃癌、食管癌、宫颈癌农村高于城市。

我国整体癌症粗发病率仍持续上升，反映我国癌症实际负担沉重；我国癌症粗死亡率仍然呈现上升趋势，但调整人口年龄结构后，标化死亡率呈现下降趋势，反映近年来我国癌症综合防控取得初步成效；我国传统高发而预后较差的食管癌、胃癌、肝癌等肿瘤死亡率逐年降低，但宫颈癌死亡率仍呈上升趋势。

在过去的10余年里，我国恶性肿瘤的5年相对生存率约为40.5%，与10年前相比，我国恶性肿瘤生存率总体提高约10个百分点，但是与发达国家还有很大差距，其主要原因是我国癌谱和发达国家癌谱存在差异，我国预后较差的消化系统肿瘤如肝癌、胃癌和食管癌等高发，而欧美发达国家则是以甲状腺癌、乳腺癌和前列腺癌等预后较好的肿瘤高发。但必须看到即使如此，中国预后较好的肿瘤如乳腺癌（82.0%）、甲状腺癌（84.3%）和前列腺癌（66.4%）的5年生存率仍与美国等发达国家存在差距（90.9％、98％和99.5％）。出现这种差距的主要原因是临床就诊早期病例少、早诊率低以及晚期病例临床诊治不规范。因此，我国应在扩大相关肿瘤的筛查及早诊早治覆盖面，治疗癌前病变和推广《常见肿瘤诊疗规范》提高我国恶性肿瘤治愈率。

目前，我国癌症发病方面呈现发达国家和发展中国家癌谱并存的特点，城乡差异较大，地区分布不均衡，控制癌症的负担仍然较重。

对于大家最关心的两个问题，我的估计是：①未来10年我国癌谱将继续由发展中国家类型向发达国家癌谱过渡。②根据我国目前防治工作的发展，未来10年我国癌症病人生存率将有可能每年提高1％左右。癌症的5年生存率需要观察5年，而且还要统计5年无病生存才是治愈率。

这些可为我们评估构筑"健康中国2030"后，预期癌症死亡率提供参考。

二、我国临床肿瘤学的进展和成绩

改革开放以来，由于政府的重视，同道们的共同努力，我国临床肿瘤学取得了一定成绩。我国肿瘤防治工作正在从发展中国家进入发达国家水平，有些领域已经位于世界前列。当然，由于我国基础研究相较欧美国家发展较晚，还存在一定差距。

1. 目前全国除了西藏以外，各省、自治区和直辖市都有了一定规模的肿瘤防治机构；沿海发达地区和县市也都有了肿瘤专科医院。改革开放以后先后成立的3个群众性专科学术组织：中国抗癌协会（CACA）、中国癌症基金会（CCF）和中国临床肿瘤学会（CSCO）在组织结构、学科发展、高发区研究、人才培养和国际间合作等方面都发挥了突出的贡献。

2．我国对肿瘤高发区的研究一直是国际关注的项目，尤其在食管癌、鼻咽癌、原发性肝癌和子宫颈癌方面达到国际领先水平。

3．中西医结合治疗急性粒细胞白血病、淋巴瘤、滋养叶上皮癌和睾丸肿瘤等已经取得国际先进的成果。维甲酸－三氧化二砷联合方案已经成为全球治疗急性粒细胞白血病的首选。

中西医结合防治肿瘤和以人为本的多学科综合治疗已经成为我国临床肿瘤学发展的显著特点。

4．新抗肿瘤药物的开发成绩显著。近20年来，改革开放以后出国学习有成的专家陆续回国创业。他们起点高，而我们又培养了大批能够承担转化医学研究的临床专家，于是我国抗肿瘤新药的研制进入快车道。2015年7月22日国务院发布《关于开展药物临床试验数据自查核查工作的公告》，在毕井泉局长领导下进行了重大改革；增加了编制，药品审批提速，确定了影响深远的问题就是"以临床效益为中心"的审评思路。2017年我国正式加入人用药品注册技术国际协调会议（ICH）。

制度变革进一步激发创新。近十年来，中国批准上市的新药数量占到全球16%，中国临床试验项目数量已经占到全球1/3，仅次于美国。生物医药创新已经成为中国进入创新型国家的重要标志，成为中国经济高质量发展的重要领域。历经多年加速发展，中国也已成为全球第二大药品消费市场和第一大原料药出口国。2022年，中国药品市场规模在全球占比为15.3%，仅次于美国，已超过日本和德国等发达国家。

近两年我国抗肿瘤新药的研究有了一定突破，陆续进入国际市场。眼下已有7款国产新药（包括创新药和改良型新药）成功通过美国FDA进入国际市场。

生物医药创新已经成为中国进入创新型国家的重要标志，成为中国经济高质量发展的重要领域，正在实现我们进入创新大国的梦想。

三、预防

2006年WHO将癌症定位为"可控慢性疾病"。根据AACR的统计，美国40%的癌症病例可归因于可预防的原因，这些因素包括如下内容。

·减少烟草使用：不吸烟是人们预防癌症发展的有效方法之一，除肺癌外，吸烟还与17种其他癌症类型相关。据统计，近20%的癌症病例和30%的癌症相关死亡是由烟草制品引起的，吸烟者的平均寿命比从不吸烟者低10年。

·保持健康的体重、健康的饮食和合理锻炼身体：在美国成年人中，近20%的新癌症病例和16%的癌症死亡病例可归因于超重、不良饮食、缺乏运动和饮酒。成年后体重超重或肥胖会增加人们患15种癌症的风险，而体育锻炼可以降低9种癌症的风险。因此，保持健康的体重、锻炼身体和均衡饮食是降低癌症风险的有效方法。

·降低患糖尿病的风险：据统计，糖尿病影响着美国11.3%的人口（约3730万人）。有证据表明，患有1型糖尿病或2型糖尿病会增加患肝癌、胰腺癌、子宫内膜癌、结直肠癌、乳腺癌和膀胱癌的风险。

·限制饮酒：饮酒与200多种疾病有关，且会增加6种不同类型癌症的风险，包括头颈癌、食管癌、乳腺癌、结直肠癌、肝癌和胃癌。另外，即使是少量饮酒也可能增加患癌风险。因此，限制饮酒或不饮酒对于减少癌症发病和死亡风险十分重要。

·保护皮肤免受紫外线辐射：暴露于紫外线可导致皮肤癌的发生，包括基底细胞癌、鳞状细胞癌和黑色素瘤。据统计，95%的皮肤黑色素瘤和6%的癌症都是由紫外线辐射引起的。

·预防和消除致癌病原体的感染：致癌病原体（细菌、病毒和寄生虫）会增加人患多种癌症的风险。在全球范围内，2018年确诊的癌症病例中，约13%可归因于病原体感染，其中90%以上可归因于四种病原体：人乳头瘤病毒（HPV）、乙型肝炎（HBV）、丙型肝炎（HCV）和幽门螺杆菌。因此，可以通过保护自己免受感染或积极治疗来消除感染，从而显著降低癌症风险。

四、我的体会

总结从事临床肿瘤学工作60多年的体会：①癌症是一大类慢性疾病，病因复杂，与环境、遗传、生活习惯、内分泌水平、多种感染和衰老相关。绝不是我们当初想象的用一种"万能钥匙"打开就能控制的疾病。②分子生物学和现代免疫学的发展，使我们比较深入地了解癌症发生发展的过程和机制，无疑是我们进一步解决癌症的途径。找到这些基因的变异并加以解决可能控制多数常见癌症。③中西医结合增强内因应当是我们防治肿瘤的重要途径。④全球的合作应当是人类共同制服肿瘤的主流。

不但如此，我深切体会在临床治疗过程中，调动患者正确对待癌症的重要性，除了要治病，还要治"心"，这也是值得许多肿瘤医生学习的课题。

首先，在肿瘤初期。患者往往都处于比较崩溃的情绪状态下，无法接受癌症为何找上自己，情绪非常低落，甚至产生轻生的念头。所以，此时医生应当给予鼓励，告知患者癌症并不是不治之症，只要积极配合治疗，是可能治愈的，让患者尽快调整心态，面对现实，积极应对，帮他们渡过这一难关。

然后，到了开展治疗时期。这一阶段很关键，对于癌症来说，目前最新、最好的诊疗选择就是规范治疗，包括手术、化疗、放疗、免疫治疗等各种治疗。此时患者千万别病急乱投医，寻找一些偏方或者不可靠的小门诊，最终钱人两空。

最后，我们正在倡导全过程管理。在治疗结束后。协助患者树立痊愈的信心，不要总去想癌症会复发，这样并没有意义。此时，医生要教会他们设计好的生活饮食习惯和适当的锻炼，尽一切努力提高身体素质，从而预防癌症复发。

这样，制服肿瘤的前景应当是乐观的，但这无疑需要几代人艰辛的努力。

少吃多动　预防肿瘤

程书钧，著名实验肿瘤、肿瘤化学和遗传毒理学专家，研究员，中国工程院院士

科学研究表明，终身维持健康的体重是预防肿瘤最有效的措施之一。超标体重和过于肥胖，会促进某些肿瘤发生，包括食管癌、胰腺癌、结直肠癌、肾癌、子宫内膜癌和绝经后的乳腺癌。肥胖是这些肿瘤发生的非常重要的促进因素。肥胖和体重超标还会增加许多慢性病（如高血压、脑卒中、冠心病和2型糖尿病）发生的概率。肥胖会影响许多激素和生长因子的水平，肥胖人群胰岛素样生长因子1、胰岛素和瘦素水平均升高，性激素在肥胖相关肿瘤中也起重要作用，因为脂肪组织是性激素合成的重要场所，性激素水平过高可使子宫内膜癌和绝经后的乳腺癌发病率增高。肥胖者常伴有轻度炎症状态，脂肪细胞

会产生一些促炎性因子，而慢性炎症会促进肿瘤发生。因此避免肥胖在肿瘤预防中占有重要地位。

如何避免肥胖？关键在少吃多动。美国有个诺贝尔生理学或医学奖获得者Brenner讲过一段有趣的事，他说，人在古代的时候，因为生活环境很艰苦，吃的东西很不够，主要靠打猎为生，所以他老是到处要找吃的。多少年、多少代传下来的人就是那些有很强吃的欲望的人，他们下丘脑逐渐形成老想吃的兴奋灶，这就是我们现代人为什么老想吃的原因。可是到了今天，诸位吃东西用不着像古代那样去找了，古代是找到什么就吃什么，现在你家里伸手就拿得到东西吃，可是我们大脑的兴奋灶还在那里，还叫我们吃、吃、吃，其实你肚子一点都不饿，只是为了满足这个兴奋灶，你就老要吃，没有事的时候要吃，看电视也要吃，造成你营养过剩。储存过多的营养的最佳方式就是把它转化成脂肪（而不是蛋白质和碳水化合物），这种储存的能量可以很好去应对饥饿，这在古代艰苦的条件下是十分必要的，因此，过度营养转成脂肪而导致肥胖也是进化选择的结果。

导致超重的原因除吃得过多外，另一个原因就是体力活动太少。因此，合理必要的体力活动是极其重要的。研究表明，合理的体育活动，对预防和降低结直肠癌、乳腺癌、子宫内膜癌、胰腺癌、肾癌等都有良好作用。少吃多动，保持健康的体重和避免肥胖能预防和降低包括肿瘤在内许多慢性代谢疾病的发生，这是有深刻的科学道理的，是迄今科学上证明了的最有效的办法。人们生来就有点爱吃不爱动，我们懂得上述的科学道理后，就需反其道而行之。为了你的健康，预防肿瘤，少吃多动。

对癌症治疗的一点看法

殷蔚伯，著名肿瘤放射学专家，主任医师，中国医学科学院肿瘤医院放射科首席专家

一、癌症不再是不治之症

20世纪初肿瘤患者的5年生存率只有5%，身患恶性肿瘤几乎就等于死亡，因此人们谈癌色变。为此，人类开始致力于攻克肿瘤的研究，由于诊断及治疗技术的改进与发展，癌症患者的5年生存率在不断地提高，20世纪30年代为15%，60年代为30%。近半个世纪以来，随着CT、、MRI、PET-CT等各种诊断设备与技术的应用与提高，促进了对肿瘤的早诊、早治；同时在治疗方面，无论是手术、放射治疗还是药物治疗都有了飞速的发展，至20世纪90年代肿瘤患者的5年生存率提高到45%。2012年美国癌症协会发表统计报告显示，1975—1995年间在美国确诊的癌症患者治疗后5年生存率为49%，而到2001—2007年提高至67%。由于绝大多数肿瘤复发与转移发生在癌症诊治后的5年以内，因此医学上用5年生存率来表示癌症的治疗效果。对肿瘤患者来讲，生存超过5年以后再次出现复发或转移的概率就已经很低了，因此，5年生存率也常常代表着治愈率。现在我国诊治癌症的水平与国外大体相当，我们有理由相信癌症的治疗结果将来会更好，所以说癌症不再是不治之症。

不同部位的癌症治愈率有所差别，一般来说，表浅的癌症较深部脏器的癌症治愈率高，如女性乳腺癌、子宫颈癌、男性前列腺癌等治

愈率高，而肺癌、胰腺癌等的治愈率相对较低。同一种癌症的早期与晚期的治愈率也不一样。早期乳腺癌、子宫颈癌、男性前列腺癌等患者的5年生存率可达90%以上，显著高于晚期患者；即使是预后差的如肺癌、食管癌也同样是早期患者的生存率显著高于晚期。所以我们倡导早期发现、早期诊断、早期治疗。当有异常发现时应尽早去医院检查。现在不少医院开展了防癌普查服务，可定期去检查。

二、癌症不是急诊

著名的肿瘤学家吴恒兴教授不断地告诫我们癌症不是急诊，他的意思是不要一诊断癌症就仓促治疗，而是强调在治疗前应进行必要的检查，制订周密的治疗方案。因为癌症的首程治疗至关重要。首程治疗不当，往往很难补救。他形象地比喻为就像剪裁衣服一样，裁得不好，很难补救。当然，患者被诊断出癌症后必然很着急，但要沉着，进行必要的检查，有时需要多学科的会诊后再进行治疗。精心地战前准备是取得胜利的重要保障。

三、现代的肿瘤放射技术

放射治疗学发展虽然已有100余年的历史，但较医学发展史而言，其历史短，不为人们所熟知。作为一名放射治疗科的医生，我愿意介绍一下现代的放射治疗学。放射治疗主要用于治疗恶性肿瘤，是治疗恶性肿瘤的三大主要手段之一（即手术、放射治疗及药物治疗）。早期放射治疗是通过放射性同位素^{60}钴产生γ射线或由直线加速器产生高能X射线和电子线来完成，也叫二维放射治疗技术，照射范围只能产生不同大小的长方形和/或正方形照射野。但肿瘤生长的范围并不规则，放射治疗在杀灭肿瘤的同时，大量的正常组织也受到损害，导致了相应的放疗并发。同时，为了避免对正常组织及器官产生不能接受的并发症，有时不得不减少照射剂量，致使肿瘤局部控制率下降或照射治疗后肿瘤复发率增加。

由于影像技术及电子计算机的发展，放射治疗从二维走到三维及四维治疗技术，即三维适形放射治疗、调强放射治疗、影像引导下放射治疗及自适应放射治疗等。换句话说，更准确、更精确的照射，能更好地照射肿瘤、同时更少地照射周围正常组织，其结果是提高肿瘤的治愈率，降低对正常组织的副反应。这些新技术的优势在一些肿瘤的治疗方面表现突出，如头颈部癌、前列腺癌，等等。同时，这些新技术带来的是要在治疗前作更多细致的工作，如先行CT（或PET-CT）定位，在CT图像的每一层面上勾画肿瘤及一些正常器官，要用计算机软件即治疗计划系统计算出最合适的方案，因而放射治疗准备的时间相对较常规放射治疗长。近年来，发展的立体定向放射治疗，对一些小的肿瘤能治愈而无显著的副反应，如早期非小细胞肺癌等。但应该指出的是，如同所有的治疗方法一样，放射治疗也有其局限性，它也不能治疗所有癌症，需要结合每种癌症的特点，联合手术、药物治疗等方法综合治疗进一步提高疗效。

面对癌症作战的现代策略

储大同，著名肿瘤内科学专家，主任医师，中国医学科学院肿瘤医院内科首席专家

一、癌症的发生发展规律

在我们每个人的身体里，实际上都存在着不同的突变细胞。一旦

身体的免疫监视功能不能发现、攻击这些突变细胞的时候，它就会由一个变两个，两个变四个，四个变八个，呈指数级增长，在很短的时间内就能变成肿瘤。直径1.5cm的一个球形结节就已含有35亿癌细胞（$3.5×10^9$）了。这时候就可以被螺旋CT、磁共振扫描、PET-CT等先进的仪器发现了。大家想想35亿癌细胞是个很大的数量！一些患者来就诊时已是癌症晚期，肿瘤细胞的计数远远超过这个数量，甚至能按斤计，肿瘤细胞数长到12次方，人就牺牲了。我们平常治疗肿瘤怎么治？早期可以切除，争取治愈。但当肿瘤细胞数量到11次方时已经转移得到处都是，没有切除的机会了。这时就应该使用有效的全身治疗手段，如化疗、靶向治疗、生物免疫治疗等，把肿瘤细胞的数量杀到10^9数量级以下，再想办法不让它抬头。如果原发肿瘤在肺，我们称之为肺癌，可能转移到肝脏，也可能转移到骨头、转移到脑部。但是这里应该走出一个误区，癌细胞转移到肝脏的时候不能叫肝癌，只能说是肺癌的肝转移，以此类推。转移到全身各处以后，癌细胞总数量达到11次方、12次方时那是非常晚期的，因此，我们特别强调，肿瘤要早期发现，早期治疗。

二、不要谈化疗就色变，你有机会重振免疫力

一旦到了晚期，是否就完全不能治愈，就只能放弃了？当然不是！其实，得了肿瘤，打仗的战略设计非常重要！怎么掌握好治疗手段-肿瘤组织-机体免疫力的三点平衡是一个极其重要的方面。很多人一听化疗都谈虎色变，觉得不能做。实际上我们要分析，肿瘤能够抑制机体免疫功能，肿瘤发展得越严重越抑制免疫功能！反过来，免疫功能提高了也能抑制肿瘤。比如放疗和化疗，既能够攻击肿瘤，对自己的免疫功能也是打击。所以治疗中机体的免疫功能跟治疗手段、肿瘤之间是三点平衡的关系。你不能光看放化疗对身体的伤

害。肿瘤被消灭以后，肿瘤对免疫功能的抑制就自然而然解除了。而放化疗结束后它们对免疫功能的伤害也立即解除。所以我们任何一位患者在治疗时一定要把三点平衡的关系分析好。手术作为重要的治疗手段把肿瘤的大本营切掉，肿瘤细胞的数量急剧下降，对免疫功能的抑制一下子就被解除了。这时候再用放疗、化疗，进一步消灭残存肿瘤，虽然对免疫功能可能造成一定程度的暂时性抑制，但把肿瘤消灭以后，使肿瘤细胞的数量更进一步减少，这样肿瘤对免疫力的抑制更进一步得到解放。细细掂量如果用各种手段把转移灶中癌细胞总数减少到 3.5×10^9 以下，身体是完全有机会恢复免疫功能的！

三、利用高科技时代优势与肿瘤长期和平共处

对癌症作战的现代战争是建立在常规武器和信息网络系统高度协同配合的战略设计之上的。即科学合理地将手术、化疗、放疗与生物靶向治疗、免疫治疗、中医药治疗等有机地结合，达到全歼肿瘤并长期压住肿瘤的发生细胞（干细胞），使其永不抬头。之所以很多人的晚期肿瘤被治愈，就是因为将肿瘤细胞数量消灭到35亿左右后，再通过各种手段压住肿瘤干细胞并将免疫功能恢复到患肿瘤之前的状态。这时候残留肿瘤细胞的数量和机体免疫功能实际上已经达成了一个新的平衡状态。而这种平衡状态，在分子靶向治疗的时代，你如果有能力、有信心去努力，在医生的帮助下是完全可以争取实现的。也就是说，到那时你的机体与肿瘤已经成了长期和平共处的双方，而这种状态经过努力完全可能持续一辈子。

分子靶向治疗是近年来的新生事物。由于科学家们发现了很多癌基因能驱动肿瘤的生长，因此就把它们叫作驱动基因。可喜的是也有很多新药能针对这些基因起到抑制作用，有效率都能在50% ～ 70%，

控制率都能达到80%～95%，均远远超过化疗。目前临床常用的分子靶向药物也已经有十几种。即使没有驱动基因存在的肿瘤，用一些影响微环境的靶向药物把它们的信号传导通路阻断，也能配合放化疗作战而大大提高它们的疗效。

国际上有资料显示有些老人去世时不是因为肿瘤死亡，而是因为糖尿病、心血管疾病等原因。但在做尸检时却发现这些老人中很多人患有乳腺癌、前列腺癌等恶性肿瘤，但他们并不是死于癌症，而是死于其他疾病，这些人体内的癌细胞恰恰处于35亿左右的数量。这说明什么问题呢？说明他们生前有能力长期与这些癌症抗衡，达到一辈子和平共处的目的。在当代高科技发展的分子靶向治疗时代，就更具有做到这点的物质基础了。展望未来，让谈癌色变即将变成历史吧。

防治肿瘤，从改变自己做起

唐平章，著名头颈肿瘤外科专家，主任医师，中国医学科学院肿瘤医院前院长

说起肿瘤，大家心里不免咯噔一下，说是"谈癌色变"恐怕也不为过吧。虽然目前对肿瘤的诊治水平已经有很大提高，总体上一半以上的恶性肿瘤患者能够被治愈，但离彻底攻克它还有很长的路要走。下面结合我个人30余年的临床经验，就肿瘤预防、诊治谈一些自己的看法。

肿瘤有恶性和良性之分，良性肿瘤一般不会对生命造成太大损害，恶性肿瘤也就是我们通常说的癌症。癌症是人体生长到一定时机体细胞发生转化引起的肿瘤，生长不受限制而且容易出现转移，即使治疗后也可能复发。癌症病因复杂，其发生有些协同因素，它们或单独引起或加速癌症的发生。这些因素包括烟酒刺激、电离辐射、不当的生活方式和饮食习惯等。预防癌症的第一步就是减少这些因素的刺激。如吸烟可引起口腔癌、喉癌、肺癌等多个脏器肿瘤，过量饮酒可引起口腔癌、下咽癌、食管癌等，而长期食用腌制食品和食管癌的发生关系密切。特别是大量烟酒刺激，临床上可见有的患者每天喝半斤到一斤酒，吸 1～2 包烟。下咽和食管黏膜在长期刺激下发生病变导致癌症的多点发生。电离辐射虽然普遍存在于我们生活当中，如医院的 X 线检查、CT、核素扫描、家庭装修中的不合格石材等，我们也基本上不会想到过多接触会对自身造成什么影响，但甲状腺癌、白血病的发生与它的确有明显关系，尤其是对胎儿、儿童影响最大。1986 年，苏联切尔诺贝利核事故就是个例证，事故发生后的二十年间，该地区周边儿童的甲状腺癌发生率升高了几十倍。还有不良的饮食习惯，如吃饭太快、经常吃烫的食物、偏食、不爱吃水果等，均会对上消化道黏膜产生不良影响。预防癌症，还要保持健康向上的生活态度，经常锻炼身体，培养乐观的心态。积极乐观的情绪可以调节因压力而分泌的皮质醇和肾上腺素等激素的水平，增强机体免疫力。而有积极乐观心态的人身心更健康，死于心血管疾病的概率更低，肺部功能也更健全。预防癌症，应当定期体检，做到早诊、早治。有些癌症也有一定遗传性和家族性，癌症患者的子女较普通人得癌的概率更大，因此应当定期筛查，发现后尽早处理，治疗效果也会比较理想。

如果已诊断明确是癌症，应当如何应对呢，有四点建议提供给大家：

　　首先，建议初次就诊患者应当在有肿瘤治疗经验的正规医院就诊，切莫病急乱投医。肿瘤的初次治疗十分关键，但由于国内医疗条件地区差异较大，不规范治疗屡见不鲜，患者可能因此而遭受多次治疗的苦痛，疗效一次比一次差。此外，误信游医、偏方、小广告，这些常常含有"包治""不用手术、放化疗""即刻缓解痛苦""祖传秘方"等诱人宣传，经常散布于医院周围，不仅给上当者造成巨大经济损失，更重要的是贻误最佳治疗时机，早期变晚期，能治疗的变成不治之症。目前治疗肿瘤的主要方法包括手术、放疗、化疗、分子靶向治疗等，主要根据患者的个体状况，肿瘤的部位、类型、分期采用不同的治疗方法。如早期喉癌可采用单纯手术、单纯放疗或激光治疗的方法，而晚期喉癌应用手术和放疗相结合的综合治疗；绝大部分甲状腺癌可单纯手术治疗，无需放化疗，如病变侵犯广泛时可在甲状腺全切除后行 ^{131}I核素治疗。不同肿瘤均有一定的诊治规范，我院的综合查房制度更加保证这些患者得到个体化、科学、合理和有效的治疗方案。综合查房制度是我院针对复杂、疑难或需要多学科共同讨论的病例，召集包括外科、放疗科、肿瘤内科、诊断科、病理科医师一起研讨确定治疗方案的查房制度，特别是针对像下咽癌、乳腺癌、肺癌等这些需要多学科综合治疗的病种，在查房过程中确定患者的肿瘤范围、手术切除范围、功能重建方法、放化疗时机，等等，使得患者在开始治疗前就确定了完整的治疗方案。

　　其次，肿瘤患者治疗时应做好家庭内部计划，安排好人员和经济保障。治疗肿瘤时间短则一两周，长则数年，通常为1～2个月。治疗时应安排好家人进行照顾和护理，家人的陪伴和呵护也是对身心遭受癌症折磨患者的一种安慰。虽然说现在来看病不至于砸锅卖铁、出卖房子家当，全民医保也覆盖了中国90%以上的人口，但治疗肿瘤的费用在几千至数百万不等，诊断措施有廉、有贵，一些化疗药物每个疗程都在几万以上，对一个普通家庭也是一笔不小的花销，因癌致贫常有发生，所以应当根据患者家庭经济状况量力而行，不要影响家庭其他成员的基本生活保障，医生们也会根据患者家庭的实际情况制订相对合理的诊治方案。

再次，肿瘤患者治疗后应坚持定期复查，肿瘤治疗失败50%以上是因为复发引起，而复发多在治疗后的5年之内，部分复发患者还可通过治疗达到根治效果，因此建议治疗后1～2年内每3个月复查1次，2～5年内每半年复查1次，5年以上的患者每年复查1次，坚持严格的复查制度是提高治疗效果的另一保证。

最后，对于某些特定肿瘤，肿瘤患者应习惯和学会与瘤共存，调整心态，提高生活质量。临床表现最突出的是结节性甲状腺肿（良性），目前甲状腺肿瘤的发病率全世界都在升高，特别是结节性甲状腺肿，由于其生长缓慢，可以几年甚至几十年缓慢生长，对患者的生活及工作影响不大，而手术治疗又不易彻底切除，还存在复发可能，因此临床目前均建议观察，不必要手术。患者应该调整心态，做到和肿瘤"和平共处"。另外，还有一些特殊类型的肿瘤，如腺样囊性癌，容易出现远处转移，也是生长缓慢，对放化疗并不敏感，临床上尚没有行之有效的治疗措施，但肿瘤的发展非常缓慢，这段时间非常长，因此患者应当学会坦然面对，提高这段生活质量，千万不要自己吓唬自己。

总之，肿瘤的防治都必须从改变自己做起，谚语说"自助者，天助之"也就是这个意思，不仅要保持乐观向上的心态，健康良好的生活方式，尽量节制烟酒等不良刺激，更要在患病后保持清醒的头脑，做好长期抗癌的准备，在正规的医院制订科学合理的治疗方案，并定期随访。相信这些措施一定能达到目前最好的治疗效果！

勇气创造奇迹　科学铸造明天

赵平，著名腹部肿瘤外科专家，主任医师，全国政协委员，中国医学科学院肿瘤医院前院长

刘先生是一位优秀的教师，他培养的学生可谓桃李满天下。然而，这位受人爱戴的人却突遭横祸，使他陷入苦难之中。某年过生日，一杯酒下肚，刘先生感到胃部灼痛。他的一个学生安排他去一家医院做检查，这位学生是这家医院的院长，为老师跑前跑后。做胃镜时发现老师的胃窦部有溃疡，活检病理证实是腺癌。尽管她没有告诉老师真相，刘先生还是从那张苦笑的脸上发现了破绽。刘先生偷偷从病例中看到那些可怕的字眼，犹如晴天霹雳，晕倒在医院。他不能相信自己得了癌症，他一生没有做过坏事，也没有休过一天病假，怎么会"突然得了癌症？"一定是医院搞错了。他又去了几家医院，医生们都说第一家医院的诊断是准确的。刘先生顿时觉得世界马上陷入黑暗与恐怖之中。尽管家人苦苦相求、相劝，朋友送来的补品堆满房间，刘先生还是惶惶不可终日，茶饭难进。他有时觉得如果不吃饭也许会饿死肿瘤，他整天抱着肿瘤书籍苦苦探寻，祈望找到治疗癌症的绝招。然而，他却始终没有听从医生的劝导去做手术治疗。表姐告诉他，"癌症一做手术就会扩散全身。你姐夫要是不做手术也不会死的

那么快！"肿瘤医院门口有不少"热情的人"推荐治疗癌症的祖传秘方，他们许诺包管治好刘先生的病，还向他出示已经治愈癌症患者的心得体会。刘先生彻底迷茫了，在困惑中花掉几万块钱也没有觉得见效。有个得甲状腺癌的同学已经活了5年，在他的劝导下，刘先生去青海的一个寺庙求助保佑，据说不少癌症患者喝了那里的"圣水"后癌症消失了。折腾了几个月，有一天刘先生发现大便呈柏油状，同时他感到心慌、气短，家人看他面色苍白，出冷汗，把他送进医院，送进手术室。手术中发现胃癌已经扩散，并转移到肝脏。最佳的治疗时机不幸被错过了。

导医的忠告：癌症的发病率受社会发展的影响在继续上升，尤其是人口老龄化和工业化进程导致癌症的新发人数与年俱增。当我们不幸患了癌症，重要的是不能被吓倒。癌症是可以治愈的，世界卫生组织提出40%的癌症通过早诊、早治可以治愈，可以长时间生存。因此，癌症不等同于死亡。刘先生如果得知患高血压、糖尿病，他不会面临天崩地裂的恐惧，更不会丧失理智乱投医。然而值得注意的是，现在癌症已经正式被列入慢性非传染性疾病的系列，说明许多人认为得了不治之症，被死亡的阴魂吓破了胆。美国发现在尸检时许多人患有癌症，生前没有症状或没有被诊断，说明即使身体内有肿瘤，与瘤共存也不是天方夜谭。癌症是恶魔，但是与其被吓死，不如抗争求活。最近几十年，恶性肿瘤的诊治有跨越式进步，放射治疗设备的进步使恶性肿瘤的放射更加精确和有效；放射治疗的治愈率不断提高。肿瘤内科治疗也努力规避化疗对于全身的副作用；靶向治疗的效果不断创造出惊人的奇迹。外科手术仍是肿瘤治疗的首选方案，外科对器官的人文保护使许多患者减少残疾和心理伤害。多学科的综合治疗使治疗的方案更加合理、更加有效。作为肿瘤专科医生，我们可以说许多肿瘤已经能够治愈。虽然，对于刚刚发现肿瘤的患者，医生常常按家属的意愿用善意的"谎言"掩饰病情真相；但是并不等于医生失去治愈的信心；我们的经验不仅可以让许多患者得到长期的生存，而且我们已经关注到肿瘤患者的生活质量。保留乳房的乳腺癌手术、保留肛门的直肠癌手术都已经在临床广泛应用。微创治疗也大大减少患者的创伤而达到治疗的效果。北京的抗癌乐园有上万名会员都是癌症患者，他们不仅一起抗争癌症，而且他们还组织文艺活动、体育锻炼改善身体机能，调节心理状态，使越来越多的肿瘤患者赢得生存，也享受了生存的质量。抗癌是一场没有硝烟的战争，争取活下去，能够赢取第二次生命的人就是英雄。勇气创造奇迹，科学铸造明天。